Пе 123
374

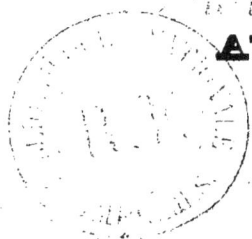

AVERTISSEMENT.

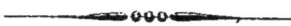

———◄∞◄◄———

Les Mémoires (*reports*) suivans contiennent les
détails pratiques les plus importans de tous les
cas d'accouchemens difficiles que j'ai pu voir pendant les quinze dernières années qui viennent de
s'écouler, et dont j'ai gardé note. Ces observations
ont été recueillies et arrangées pour être publiées,
dans l'espérance qu'elles pourraient éclaircir, con-
firmer ou rectifier (*correct*) les règles posées par
les écrivains systématiques sur la conduite à tenir
dans les accouchemens difficiles, et remplacer cet
enseignement de clinique, dont le besoin a toujours
été si vivement senti par tous les praticiens au
début de leur carrière.

Robert LEE.

CLINIQUE

D'ACCOUCHEMENS.

PREMIER MÉMOIRE (report).

*Observations sur l'état actuel des opérations obstétri-
cales, et histoire de cinquante-cinq cas de parturitions difficiles dans lesquelles le forceps a été employé.*

Si l'on compare les relations des principaux hôpitaux
d'accouchemens de la Grande-Bretagne, de France et
d'Allemagne, et si l'on examine les doctrines professées
par les meilleurs écrivains systématiques de ces pays, il
est impossible de n'être pas frappé du défaut d'uniformité
qui règne sur tout ce qui a rapport aux opérations obstétricales. Quoique les causes des accouchemens difficiles
doivent être à peu près les mêmes dans toutes les parties
de l'Europe, cependant les cas de délivrance par les instrumens sont beaucoup plus nombreux dans certains pays
et dans certains établissemens que dans d'autres, et la ma-

1.

nière d'opérer est totalement différente. En Angleterre, il y a peu de praticiens expérimentés et capables qui aient fréquemment recours au forceps, ou qui l'emploient avant que l'orifice de l'utérus soit entièrement dilaté, que la tête de l'enfant soit descendue assez bas dans le pelvis pour que l'on puisse sentir une oreille, et que la position de la tête, relativement au bassin, soit exactement reconnue. On n'emploie pas non plus cet instrument lorsque le pelvis est très-difforme ou les parties molles dans un état de rigidité, mais on y a recours lorsque la délivrance est rendue nécessaire par l'état d'épuisement, par une hémorrhagie, par des convulsions ou d'autres accidens qui mettent la vie de la mère en danger. Dans ces cas, le forceps est employé dans le seul but de suppléer à l'impuissance de l'utérus (1).

L'emploi du long forceps, dans les cas de difformité du bassin, est recommandé par Beaudelocque, Boivin,

---

(1) Nous voyons déjà que M. Robert Lee est peu partisan du forceps, et ce fait deviendra bien plus évident encore par la suite. On a peine à croire qu'un homme qui pratique spécialement et professe les accouchemens, puisse, sans opinion préconçue, réduire autant qu'il le fait le rôle du forceps. Sans doute, cet instrument est indiqué surtout dans les cas d'hémorrhagie, de convulsions, etc.; mais ne l'est-il pas aussi dans les cas où il n'existe entre la tête et la filière qu'elle doit traverser, qu'une disproportion peu considérable? Ne l'est-il pas encore lorsque la tête est enclavée, lorsque les parties molles offrent une trop grande résistance? Et ne sont-ce pas là les causes qui souvent produisent l'inertie de la matrice, l'épuisement de la femme et les convulsions?

Lachapelle, Capuron, Maygrier, Velpeau et Flammant, dont les ouvrages contiennent des préceptes étendus sur l'emploi de cet instrument, avant que la tête de l'enfant ait franchi (1). Le dernier de ces écrivains prétend même que l'instrument est plus fréquemment indiqué lorsque la tête de l'enfant est encore au-dessus de l'ouverture supérieure du pelvis que lorsqu'elle est descendue. Ces mêmes auteurs recommandent aussi le forceps dans les présentations des fesses, et pour l'extraction de la tête après l'expulsion du tronc et des extrémités de l'enfant.

En Angleterre, tous les praticiens en renom emploient la crâniotomie, que l'enfant soit vivant ou mort, dès l'instant que la position de la mère réclame une prompte délivrance. Ils ont recours à cette opération lorsque la tête de l'enfant est au-delà de la portée du forceps, lorsqu'il y a mauvaise conformation du bassin, rigidité de la matrice ou du vagin, cas dans lesquels l'enfant ne peut

---

(1) Il semblerait vraiment, d'après ce passage, que les écrivains dont parle l'auteur ont recommandé le forceps lorsque la tête est encore au-dessus du détroit supérieur, dans tous les cas et sans restriction aucune. Ce serait faire injure aux accoucheurs français que de leur prêter une aussi ridicule opinion, et pour prouver que telle n'a pas été leur manière de voir, il nous suffit de citer un passage de l'un d'eux, Capuron : « Il « faut cependant convenir avec tous les praticiens sensés, et « avec Smellie lui-même, que certains inconvéniens du forceps, « joints à la difficulté de saisir la tête au détroit supérieur, « quelque habitude que l'on aie de manier cet instrument, sont « bien capables d'inspirer de la méfiance à quiconque se propose « d'en faire usage en pareil cas. Nous sommes presque tenté de « douter qu'on ait jamais réussi, à moins que la tête n'ait com-

être extrait si son volume n'est réduit. Cette opération est pratiquée dans la conviction que si on néglige de l'exécuter à temps, la mère sera sacrifiée, et sa vie est considérée comme plus importante que celle de l'enfant.

Quelques auteurs du continent affirment qu'en Angleterre nous avons souvent inconsidérément recours à la crâniotomie, et sans égards pour la vie de l'enfant; qu'eux, au contraire, quel que soit la disposition des parens, ils refusent d'ouvrir la tête jusqu'à preuve évidente de la mort du fœtus. « Rien ne peut excuser la conduite du « praticien (observe Beaudelocque) qui perfore la tête « sans s'être préalablement assuré si l'enfant est mort, « circonstance qui peut seule nous autoriser à l'emploi « du perforateur et du crochet. »

La même opinion est exprimée par Velpeau, qui soutient que, même lorsque l'enfant est mort, si le diamètre du pelvis n'est que de quinze lignes, et que la main tout

---

« mencé à s'engager. Il ne suffit pas qu'une hémorrhagie, des « convulsions, ou tout autre accident, exigent, même avec ur- « gence, la prompte terminaison de l'accouchement; il ne suffit « pas de savoir qu'on peut extraire la tête avec le forceps, il « faut encore être assuré que cet instrument sera moins dange- « reux que tout autre moyen. »

Quant à l'opportunité du forceps dans certains cas où la tête est au-dessus du détroit supérieur, des faits nombreux sont là pour le prouver; mais ces cas, il faut bien le spécifier, il faut bien les diagnostiquer. Et autant il serait insensé de vouloir terminer l'accouchement par le forceps lorsque le diamètre antéro-postérieur n'a que deux pouces, autant il serait répréhensible et barbare d'employer d'emblée la crâniotomie, si ce même diamètre avait trois pouces, trois pouces et quelques lignes.

entière ne puisse être introduite dans la cavité de l'utérus pour tourner l'enfant, l'opération césarienne doit être pratiquée. Quand le petit diamètre est de douze à quinze lignes, il considère l'hystérotomie comme nécessaire, que l'enfant soit mort ou vivant; il ajoute encore qu'on doit tenir la même conduite si l'enfant est vivant et que le diamètre n'ait que dix-huit lignes à deux pouces un quart. La crâniotomie, dit-il, doit être rarement nécessaire, car dans plus de vingt mille accouchemens, Mᵐᵉ Lachapelle n'y a eu recours que douze fois. Suivant Stein et Plenck, un diamètre conjugué de trois pouces, deux pouces trois quarts, deux pouces et demi et deux pouces un quart empêchent soit la nature, soit le forceps d'effectuer la délivrance. En conséquence, si l'enfant est vivant, l'opération césarienne doit être pratiquée; et s'il est mort, le perforateur doit être employé. Ces auteurs soutiennent aussi qu'avec un diamètre de deux pouces, la délivrance est impossible. Si l'enfant est vivant, l'opération césarienne doit être pratiquée, et s'il est mort, ils disent qu'il est à peine possible de faire la crâniotomie.

Michælis a recueilli les observations de deux cent cinquante-huit cas d'opération césarienne; cent quarante-quatre dans le siècle dernier, et cent dix dans celui-ci : de toutes ces opérations, cent quarante ont été fatales. Velpeau dit que la section césarienne fut pratiquée vingt-huit fois de 1810 à 1820, et soixante et une fois de 1821 à 1830. Le docteur Churchill dit que l'opération césarienne a été pratiquée trois cent seize fois de 1750 à 1841, et que la mortalité a été de 52, 8 pour 100 (1). De plus, il

---

(1) Il y a évidemment de l'exagération dans ce résultat, car d'autres relevés établissent qu'il meurt les 5/6ᵉˢ des femmes

est bien connu que plusieurs cas malheureux ont eu lieu en France et en Allemagne sans que les observations en aient été publiées, et ceux qui ont récemment visité le continent m'ont assuré que, malgré sa fatalité, cette opération devient de plus en plus fréquente (1).

En Angleterre, on connaît vingt-sept cas de section-césarienne, et dans vingt-six le résultat a été fatal à la mère. Si nous sommes bien informé, il n'y a pas à Londres, en ce moment, d'accoucheur en réputation qui aie assisté à cette opération sur le vivant, ou qui fût tenté de la recommander si la délivrance pouvait avoir lieu à l'aide du perforateur et du crochet.

Le désaccord qui règne entre les praticiens et les écrivains du continent et ceux d'Angleterre, n'est pas moins frappant relativement aux conséquences du travail prématuré. Dans bon nombre de cas, il a été exécuté avec succès dans notre pays, et il est établi maintenant que l'opération est assez peu dangereuse pour la mère, et qu'environ la moitié des enfans naissent vivans et conti-

---

opérées, et si on en sauvait 47 sur 100, il est évident que l'opération césarienne serait fort avantageuse.

(1) L'opération césarienne est loin, quoiqu'en dise M. Lee, d'être très-fréquente en France, et surtout elle est loin de le devenir de plus en plus; la rareté de son exécution dans les deux plus grands hôpitaux d'accouchemens de France, la Maternité et la Clinique, en fait foi. Ce n'est qu'après de longues méditations, qu'après s'être bien assuré qu'il n'y a pas d'autres secours à offrir à la mère et à l'enfant, qu'on se décide à la gastro-hystérotomie, et, si j'ai bonne mémoire, j'ai entendu dire par M. Dubois que c'était toujours à regret et à son corps défendant qu'il en venait à cette extrémité.

nuent à vivre si l'accouchement a lieu après le septième mois. Dans les cas de grandes déviations du pelvis, l'accouchement prématuré pratiqué de bonne heure et avant le sixième mois, est aussi considéré comme une opération sûre qui rend la crâniotomie et la section césarienne entièrement inutiles.

En Allemagne et en Hollande, ce moyen a été fréquemment employé par May, Weidman, Ch. Wenzel et autres, avec des résultats satisfaisans. Baudelocque considère l'accouchement prématuré comme une opération inutile et injurieuse, et Dugès l'a récemment donnée comme fatale à la mère et comme la source des plus effroyables abus. Dans les tables de la Maternité, de Baudelocque, Boivin et Lachapelle, qui renferment près de soixante mille cas d'accouchement, on n'en trouve pas un seul dans lequel l'accouchement prématuré ait été mis en pratique. Le dernier de ces auteurs déclare qu'il n'a jamais employé cette méthode et qu'il n'a jamais vu non plus que d'autres y aient eu recours.

La question du travail prématuré fut soumise au jugement de l'Académie de Médecine de Paris en 1827, et il fut décidé que dans aucune circonstance cette opération ne saurait être justifiée (1).

_____

(1) C'est tout-à-fait gratuitement que M. Lee accuse les accoucheurs français de repousser avec obstination l'accouchement prématuré artificiel. Il a été une époque, il est vrai, où cette opération n'a rencontré que des esprits hostiles, mais il n'en est plus de même aujourd'hui, et si au lieu d'aller chercher ses preuves dans le livre de Baudelocque, Lachapelle, Boivin, etc., qui ne peuvent plus représenter aujourd'hui les doc-

TABLEAU *comparatif des parturitions terminées par l'emploi du forceps et de la crâniotomie dans onze* (1) *hôpitaux d'accouchemens.*

HÔPITAUX.	ACCOUCHEURS	NOMBRE d'Accouchemens.	CAS de forceps.	PROPORTION.	CRÂNIOTOMIE.	PROPORTION.
Dublin.	CLARKE.	10,199	14	1 p. 728	49	1 p. 248
Dublin.	COLLINS.	16,654	27	1 — 617	118	1 — 141
Paris.	BAUDELOCQUE.	17,388	31	1 — 561	6	1 — 2898
Paris.	LACHAPELLE.	22,243	76	1 — 293	12	1 — 1854
Paris.	BOIVIN.	20,517	96	1 — 214	16	1 — 1282
Vienne.	BOER.	9,589	35	1 — 274	13	1 — 737
Heidelberg.	NAEGELE.	1,711	55	1 — 31	1	1 — 1711
Berlin.	KLUGE.	1,111	68	1 — 16	6	1 — 185
Dresden.	CARUS.	2,549	184	1 — 14	9	1 — 283
Berlin.	SIEBOLD.	2,093	300	1 — 7	1	1 — 2093

De tous ces débats, il résulte que les principes d'opérations obstétricales n'ont pas encore été posés, et qu'il n'est pas à notre époque d'autre branche de la chirurgie

---

trines françaises sur ce point, M. Lee eût connu, ou plutôt voulu se rappeler que depuis cette époque d'autres travaux ont paru en France, il eût vu aisément que l'accouchement prématuré artificiel est fort loin d'être repoussé maintenant, et il eût rendu justice aux efforts de MM. Stoltz et P. Dubois, qui, on peut le dire, ont fait faire à cette question plus de vrais progrès qu'elle n'en avait fait jusqu'à eux. Nous aurons plus loin, à propos d'un autre mémoire, occasion de revenir avec détails sur ce sujet.

(1) Il y a là une faute de nombre : l'auteur annonce le relevé de onze hôpitaux, et son tableau ne fait mention que de dix.

qui se trouve dans une plus fâcheuse condition. Il est inutile de faire remarquer le mauvais effet que cela doit produire sur ceux qui sont obligés de débuter dans la pratique des accouchemens sans avoir été assez heureux pour
être témoins de cas difficiles ou pour voir exécuter aucune opération importante. Si on avait tracé l'histoire
exacte de tous les cas heureux et malheureux d'accouchemens artificiels qui sont relatés dans le tableau précédent, qu'on eût exactement décrit les circonstances qui
ont déterminé l'emploi du forceps ou des perforateurs,
ainsi que les conséquences qui sont résultées de leur
usage, il est impossible qu'une si grande divergence d'o-
pinion eût si long-temps existé relativement à la méthode
de traitement à employer dans les cas d'accouchemens
difficile.

Dans le but de mettre en évidence les diverses circonstances dans lesquelles le forceps devient nécessaire, de
déterminer les avantages que nous pouvons tirer de cette
application, et les tristes conséquences qui résultent de
son emploi inconsidéré, je me propose, dans ce premier
Mémoire, de rendre succinctement compte de tous les cas
d'accouchemens dont j'ai été témoin et dans lesquels on
a employé ou proposé cet instrument.

(OBSERVATION 1ᵣᵉ.) — Le 28 juin 1823, j'assistai à l'accouchement d'une femme primipare, âgée de trente ans,
en travail depuis environ trois jours et trois nuits, sous la
direction d'une sage-femme. L'orifice de l'utérus n'était
pas entièrement dilaté, et il était très-rigide. Le vagin
était enflé et sensible, l'abdomen tendu et douloureux
à la pression, la langue était chargée et la soif ardente,
la figure était animée, le pouls rapide et faible. Depuis
dix ou douze heures les douleurs de l'enfantement étaient

devenues graduellement de plus en plus faibles et irrégulières. La tête de l'enfant était fortement comprimée,
très-enflée, et la plus grande partie était au-dessus du
bord du pelvis. On ne pouvait sentir l'oreille, et la con-
cavité du sacrum était vide. Ainsi il fut jugé par le praticien chargé dans ce cas de tenter la délivrance au moyen
du forceps long. Ce médecin fit observer avant d'introduire
les branches, que c'était un cas dans lequel la supériorité
du forceps long sur le court pourrait être observée d'une
manière frappante; qu'en moins d'un quart-d'heure la
délivrance serait accomplie facilement et sans danger, et
que la vie de l'enfant serait conservée. Cependant, les
branches du forceps furent introduites avec une grande
difficulté qui ne fit qu'augmenter à mesure qu'on chercha
à les rapprocher. De fortes tractions furent exercées pendant quelques minutes, et les cuillers glissèrent sur la tête.
Elles furent introduites de nouveau, les efforts extracteurs
recommencèrent et continuèrent jusqu'à ce que l'instrument vint encore à glisser. Ceci arriva plusieurs fois, mais
les tentatives de délivrance avec le forceps long ne furent
abandonnées que lorsque l'opérateur fut épuisé de fati-
gue. La tête fut alors perforée et extraite avec le crochet.
Une violente inflammation et un escarre du vagin se manifestèrent, et trois semaines environ après l'accouchement, on s'apperçut de l'existence d'une large fistule vésico-vaginale. La pauvre femme fut abandonnée par son
mari, et ce malheur la réduisit à la plus affreuse misère.

C'était la première fois que je voyais le forceps appliqué dans la pratique, et je fus frappé de la différence immense qui existe entre l'application de cet instrument sur
la tête d'un fœtus artificiel déposé dans un mannequin, et
la tête d'un enfant vivant. Je fus fondé à croire, d'après

ce dont je venais d'être témoin, qu'un dangereux degré de courage et de hardiesse pouvait s'acquérir promptement par une longue pratique du mannequin, sur lequel ne peuvent être exactement rendus les cas de travail difficile. Le fâcheux résultat de cet accouchement me fit prendre la résolution de suivre attentivement les progrès et la terminaison de tous les cas de travail difficile que je rencontrerais, et d'en conserver les observations exactes prises au moment même (1).

(OBSERVATION 2.)—Dans la matinée du samedi 12 juillet 1823, je vis une femme, âgée de vingt-six ans, en travail de son premier enfant depuis près de cinquante heures. Les membranes avaient été rompues le jeudi soir, et les douleurs étaient devenues de plus en plus faibles dans l'après-midi et la nuit du vendredi. Le samedi matin, les douleurs avaient à peu près cessé; le pouls était vif, la peau brûlante, les pupilles extraordinairement dilatées, et il y avait de légers tremblemens convulsifs des muscles de la face et des extrémités. L'orifice de l'utérus était entièrement dilaté; les parties externes étaient chaudes, rigides et gonflées. La tête de l'enfant était fortement pressée contre le rebord du pelvis, mais la plus grande partie n'avait pas encore franchi; les os de la tête étaient très-saillans, et une large tumeur s'était formée à la peau du crâne. Une abondante saignée fut pratiquée, et bientôt après se manifestèrent deux graves accès convulsifs. Le

(1) Cette observation est incomplète et ne saurait rien prouver, ni pour la crâniotomie, ni contre le forceps. Elle manque de détails et pêche par la base : il n'est pas dit un mot de l'état du bassin dont le diamètre antéro-postérieur serait indispensable à connaître pour porter un jugement.

forceps long fut appliqué, mais lorsqu'on voulut faire l'extraction il glissa sur la tête comme dans le cas précédent, et la délivrance fut achevée par la crâniotomie. En quelques heures la connaissance revint, la malade n'éprouva plus d'accès, mais le troisième jour il se manifesta une violente inflammation de l'utérus.

(Observation 3.) — Le 29 août 1824, à deux heures, je fus appelé place Narford, Drury-Lane 7, auprès d'une femme qui était en travail depuis plus de vingt-quatre heures. Le col de l'utérus était rigide et un peu plus qu'à moitié dilaté; les membranes étaient rompues, la tête n'avait pas passé dans la cavité du pelvis. Le pouls était fort et fréquent, la langue chargée, la soif ardente, l'abdomen sensible. Les douleurs étaient régulières, mais avaient peu d'effet sur la tête. Douze onces de sang furent tirées du bras, et un lavement opiacé fut administré. A neuf heures, le col de l'utérus était pleinement dilaté, et la tête était descendue si bas dans le pelvis, qu'on pouvait sentir une oreille. Des symptômes d'épuisement commençant à paraître, je pensai qu'il était probable que la tête ne pourrait être expulsée sans assistance; j'appliquai donc le forceps court avec grand soin, et je terminai l'accouchement en une demi-heure. L'enfant était vivant, et la mère se rétablit très-bien.

(Observation 4.) — Le 16 décembre 1828, je fus appelé dans Saint-Giles, rue Curier, près d'une femme qui était en fort travail depuis plus de quarante-huit heures. La tête était arrêtée au rebord du pelvis. Les douleurs avaient à peu près cessé. Le pouls marquait 120. Il y avait agitation et délire. Le vagin était chaud, enflé et sensible, l'abdomen tendu et douloureux. Il y avait aussi rétention d'urine. Pour n'avoir rien à me reprocher, je tentai l'application du forceps; mais les tentatives que je fis pour introduire les branches causèrent tant de douleur, que je fus obligé d'y renoncer et de faire la perforation de la tête. Une heure et demie s'écoula avant que je pusse en opérer l'extraction avec le crochet, et je ne pus en venir à bout avant que les os de la tête et mes doigts fussent fortement déchirés. Une hémorrhagie suivit la sortie du placenta, mais elle fut arrêtée par des frictions sur le fond de l'utérus et l'application du froid aux parties externes. La malade se rétablit.

M. Curtis de Dorking était présent à cette opération.

(Observation 5.)—Le 4 février 1829, M. Watkens me fit appeler pour voir une malade qui était en travail depuis deux jours et deux nuits. C'était son second accouchement. Le col de l'utérus n'était qu'à moitié dilaté, et la tête, enflée et fortement comprimée contre le rebord du pelvis était si haut, qu'on ne pouvait atteindre une oreille avec le doigt. Le vagin était sec et gonflé. Les douleurs continuaient, mais n'avaient pas d'action sur la tête. M. W... avait essayé l'application du forceps avant mon arrivée, mais il ne put introduire les branches jusque sur la tête. Après la perforation on éprouva une grande difficulté pour faire l'extraction avec le crochet, et nous n'eûmes pas de succès jusqu'à ce que la pointe de l'instrument fût passée en haut et fixée sur la partie externe, près de l'angle de la mâchoire. Une grande partie des os du crâne étaient déchirée avant cette seconde manœuvre. Une légère inflammation utérine se manifesta. Cette femme avait déjà été délivrée une fois par la crâniotomie (1).

---

(1) On peut reprocher aux observations qui précèdent de

(OBSERVATION 6.) — Dans l'été de 1831, je vis avec le docteur H. Ley une malade de l'hôpital de Middlesex chez laquelle une grande escarre du vagin avait suivi l'application du forceps.

L'instrument avait été appliqué par un praticien d'expérience et de réputation. L'enfant était mort (1).

(OBSERVATION 7.) — Dans la même année, M. Prout, chirurgien de l'hôpital d'accouchemens, me fit prier de l'accompagner rue Ogle, pour voir un cas de travail rendu difficile par une épaisse cicatrice du vagin. La malade avait aussi été quelques années avant, délivrée par le forceps; l'accoucheur était un opérateur distingué et l'auteur d'instrumens d'accouchemens. Je ne suis pas certain si le premier enfant était né vivant (2).

(OBSERVATION 8.) — En avril 1832, je fus appelé près d'une malade de l'infirmerie de St.-Marylebone qui était en travail depuis soixante heures. Elle était assistée par une des accoucheuses de la paroisse. Le col de l'utérus était épais, rigide et imparfaitement dilaté; la tête était fortement pressée sur le rebord du pelvis, et on ne pouvait sentir l'oreille. L'ergot, administré par la sage-femme à plusieurs reprises, avait augmenté la force des

---

manquer de détails importans, et, comme nous l'avons dit pour la première, il est à regretter que l'auteur n'ait pas fait mention de l'état du bassin.

(1) Ce fait ne prouve rien contre le forceps, car rien ne dit que l'escarre soit de son fait plutôt que d'un travail trop prolongé, et on voit des cas dans lesquels le meilleur et le seul moyen d'empêcher les désordres, consiste dans l'application à temps de l'instrument.

(2) Même réflexion que pour l'Observation 6.

douleurs. M. Huchinson, alors chirurgien de l'infirmerie, demeura d'accord avec moi que le forceps ne pouvait qu'aggraver la position de la malade, et qu'il était important de la délivrer sans délai en faisant l'ouverture et l'extraction de la tête. Je me mis immédiatement à l'œuvre, et d'après les efforts soutenus qu'il fallut faire pour amener la tête dans la cavité du pelvis, il était évident que la délivrance n'aurait pu s'accomplir d'aucune autre manière avec sécurité pour la mère, qui se rétablit promptement. Le 11 avril 1833 je fus encore appelé pour délivrer cette même femme, mais étant moi-même malade à cette époque, M. Hutchinson la vit pour moi. Il trouva le crâne tuméfié, les os saillans et les parties externes gonflées. De fortes douleurs avaient eu lieu pendant trente heures. Il ouvrit la tête de l'enfant et n'eut pas beaucoup de peine à l'extraire. Dans l'automne de 1834, je fus encore appelé pour assister cette même femme en travail de son troisième enfant. Elle était entre les mains de deux accoucheurs jeunes et sans expérience, qu'elle avait négligé d'informer de ce qui s'était passé à ses deux premiers accouchemens. Avant que je fusse appelé, l'ergot de seigle avait été administré à haute dose, et on avait tenté plusieurs fois la délivrance avec le forceps, mais les branches de cet instrument avaient lacéré une grande étendue du côté gauche du vagin. Ce canal et les parties externes étaient extrêmement gonflées et enflammées. La tête était si fortement engagée dans le rebord du pelvis, qu'il était difficile de passer le doigt. L'abdomen était tendu et douloureux à la pression, la vessie était pleine d'urine, le pouls très-faible et fréquent. Il y avait des vomissemens continuels et un épuisement complet. J'ouvris immédiatement la tête, et je

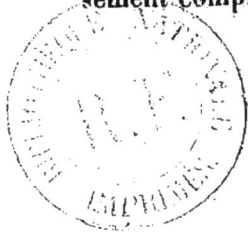

2

la tirai avec le crochet, mais la femme mourut quelques heures après.

(OBSERVATION 9). — Après cet évènement malheureux, je tâchai de démontrer aussi clairement que possible au praticien qui avait si inconsidéremment appliqué le forceps, le danger qu'il y a de se servir de cet instrument dans le but d'amener la tête de l'enfant dans la cavité du pelvis lorsque le détroit est dévié. L'impression que cela fit sur son esprit ne fut cependant que très-passagère, car quelque temps après, il entreprit de nouveau de délivrer une femme avec le forceps, dans un cas où la tête de l'enfant était enclavée et le vagin énormément enflé. Quand je vis la malade, une des branches du forceps était si fortement fixée entre la tête et le bassin, que j'eus beaucoup de peine à l'extraire. Après la perforation il fallut de longs efforts pour achever la délivrance, et la mère mourut dans les quarante-huit heures.

(OBSERVATION 10.) — Le 20 octobre 1832, je vis à l'infirmerie de Sainte-Marylebone, dans la salle des femmes en couches, une malade qui était depuis plus de trente heures en travail de son premier enfant. L'occiput était à l'ischion droit, et l'oreille gauche était près de la symphise du pubis. La tête avait fait peu de progrès depuis vingt heures. Après la dilatation des parties externes, les branches du forceps court recouvert de cuir furent aisément appliquées et fermées, et la tête fut extraite sans peine. L'enfant était vivant et n'avait point souffert.

(OBSERVATION 11.) Dans l'été de 1833, un praticien de peu d'expérience fut appelé à soigner une femme en travail, qui habitait une des cours qui sont entre la rue des Princes et la rue du Grand Moulin-à-Vent. Elle était déjà accouchée facilement de plusieurs enfans. Cette fois, le travail se prolongeant, on eut sans aucun conseil recours au forceps, et la femme fut délivrée d'un enfant mort. Bientôt après survinrent des symptômes de rupture de l'utérus, et la pauvre malade ne survécut pas long-temps. Dans la soirée, je vis le cadavre, mais il ne me fut pas permis de faire aucun examen de l'utérus. Ce ne fut pas sans peine qu'on empêcha l'enquête du co-roner (1). Après cet évènement, le docteur quitta l'An-gleterre.

(OBSERVATION 12.) — Vers la même époque, un mé-decin qui était très-souvent appelé pour faire des ac-couchemens à l'extrémité ouest de Londres, rencontra un cas de travail prolongé, dans lequel il devint évident que l'enfant ne pouvait être expulsé sans les secours de l'art. Il demanda en consultation un accoucheur de la plus grande célébrité, habitué à recommander dans ses leçons l'usage du forceps long. A six heures du matin, lorsqu'il fut appelé, la tête de l'enfant n'avait pas encore traversé le détroit supérieur, et elle était complétement au-delà de la portée du forceps court. Au bout de quatre à cinq heures, pendant lesquelles la tête n'était pas descen-due plus bas dans la cavité du pelvis, il fut résolu que la délivrance aurait lieu par le forceps long. Les branches de l'instrument furent introduites, la tête saisie, et extraite moyennant de grands efforts. Mais à peine la délivrance était-elle accomplie, quoique cependant il n'y eût pas d'hémorragie, que la malade fût prise d'inquiétudes, de malaise, de faiblesse, d'agitation, et elle mourut trois

---

(1) Officier qui a la charge d'examiner si les décédés morts ont été tués ou assassinés, où s'ils sont morts naturellement.

2.

heures après avec des symptômes de rupture de l'utérus.
L'enfant était vivant, et a été élevé (1).

(OBSERVATION 13.) — En juin 1833, M. Evans, de la
rue Mortemer, me fit appeler pour voir une malade qui
était depuis près de trente heures en travail de son premier enfant. Quoique les douleurs fussent fortes et que
la tête fût à la sortie du pelvis, il n'y eut aucun progrès
pendant dix heures. Douze onces de sang furent tirées
du bras, et un lavement excitant fut administré. Plusieurs
heures se passèrent sans qu'aucun changement eût lieu
dans la situation de la tête, alors l'épuisement surve-
nant, j'appliquai le forceps très-facilement, et je délivrai
la femme en moins d'une demi-heure. Je séparai les branches quand la tête eut franchi, afin de prévenir les lacérations du périnée. L'enfant respira, mais il mourut peu de
minutes après. Le cordon ombilical faisait trois circulaires
autour du cou, et peut bien avoir été la cause de la difficulté éprouvée dans le travail, ainsi que de la mort de
l'enfant. Depuis lors, j'ai toujours tâché, et quelquefois
avec succès, de m'assurer, avant l'application du forceps,
si le cordon entourait le cou, et si on y sentait des pulsations.

(OBSERVATION 14.) — Le 27 août 1833, je vis une malade de l'infirmerie de Sainte-Marylebone qui, depuis qua-

---

(1) Les deux observations qui précèdent ne sauraient prouver que le forceps est absolument nuisible et ne doit jamais être
appliqué lorsque la tête est encore au-dessus du détroit supérieur. Elles prouvent tout au plus que ces cas sont des plus
difficiles, qu'il faut, lorsqu'ils se présentent, que l'indication
du forceps soit bien établie, et que celui-ci soit manié par des
mains habiles.

rante-huit heures, était en travail de son quatrième enfant. La tête était à l'issue du pelvis, et comme les douleurs étaient toujours fortes et régulières, il y avait grande probabilité que l'accouchement se terminerait sans assistance artificielle. Je pensai cependant qu'il serait plus prudent d'employer le forceps que d'attendre plus long-temps, car les parties offraient beaucoup de gonflement. L'instrument fut aisément appliqué, et la tête fut extraite sans peine. L'enfant était vivant et bien constitué, et la mère n'éprouva aucun accident.

(OBSERVATION 15.) — Vers la même époque, je fus appelé pour un cas de travail prolongé par la rigidité des parties externes. La malade était âgée et en était à son premier enfant. Le col de l'utérus était entièrement dilaté, et la tête avançait si loin dans le pelvis, qu'on pouvait sentir une oreille. La tête était très-enflée, ainsi que toutes les parties molles. Les douleurs étaient faibles. Je n'eus pas de peine à passer les branches du forceps sur les côtés de la tête, mais je ne pus, malgré toute la force que j'employai, parvenir à les fermer. Le médecin qui me consultait fit aussi plusieurs tentatives ; ce fut encore sans succès, et il se détermina, contre mon avis, à tâcher d'extraire la tête avec les branches ouvertes. A mon grand étonnement, il réussit, et par cette manœuvre, il sauva la vie de l'enfant. Le périnée fut cependant déchiré dans une grande étendue, et je n'ai pas, depuis, trouvé de justification à cette manière d'opérer avec le forceps ouvert.

(OBSERVATION 16). — Femme de trente ans, première grossesse, travail commencé le dimanche, 10 novembre 1833, à trois heures du matin. A huit heures du soir, le col de l'utérus était considérablement dilaté, mais les

douleurs étaient irrégulières et sans effet : trente gouttes
de laudanum furent administrées par le médecin ordinaire,
et la même quantité fut donnée deux heures après. Le
lundi, à quatre heures du matin, les membranes furent
artificiellement rompues, et un drachme d'ergot fut donné
en quatre prises, à intervalles de vingt minutes. Ce médi-
cament produisit des nausées, mais n'eut aucun effet sur
les contractions utérines. Dans l'après-midi, quand je vis
la malade pour la première fois, la tête était si peu avancée, qu'on ne pouvait qu'avec peine atteindre l'oreille derrière la simphyse du pubis. Le col de l'utérus était imparfaitement dilaté et rigide, ainsi que le vagin et le
périnée. Les douleurs étaient fortes et régulières. Le
pouls marquait quatre-vingts. L'intelligence était conservée, l'urine s'échappait difficilement. Douze onces de
sang furent tirées, un lavement administré, et des fomentations chaudes appliquées aux parties externes. Le mardi
matin à quatre heures, la tête était dans la même situation, le col de l'utérus toujours imparfaitement dilaté ; le
vagin gonflé et sensible, et le col de la vessie comprimé.
Les douleurs avaient presque entièrement cessé, l'abdomen était tendu et douloureux, la langue chargée, la soif
ardente, la voix complètement altérée. Les forces étaient
tellement épuisées, qu'il devint évident que l'enfant ne
pourrait jamais être expulsé sans assistance. J'avais la
conviction que le désir de sauver l'enfant nous avait fait
laisser la malade trop long-temps en travail. Je fis sans
succès une tentative pour terminer la délivrance par le
forceps : la seconde branche n'aurait pu être introduite
et l'instrument fermé sans occasionner de grandes douleurs : le perforateur fut employé. La force qu'il fallut
mettre en usage pour extraire la tête avec le crochet,

nous fit regretter de n'avoir pas agi plus tôt. Il ne survint aucun accident.

(OBSERVATION 17.) — Le 3 janvier 1834, à onze heures du soir, je fus appelé pour voir madame G..., âgée de quarante ans, en travail depuis plus de trente six heures de son premier enfant. Les membranes étaient rompues depuis vingt-quatre heures. Dans la matinée, une dose de laudanum avait été administrée, et vers le milieu de la journée, trois doses d'ergot de seigle. Les douleurs avaient à peu près cessé. La tête était si bas qu'on pouvait sentir une oreille derrière la symphyse du pubis, et la lèvre antérieure du col de l'utérus, enflée et sensible, était comprimée et abaissée à chaque douleur. Le vagin ainsi que le périnée étaient chauds, douloureux et extrêmement rigides. Les grandes lèvres étaient tellement enflées, qu'elles avaient acquis le double de leur volume ordinaire. Quatorze onces de sang furent tirées du bras, un lavement stimulant fut administré, la vessie fut vidée au moyen de la sonde, et des fomentations chaudes furent appliquées aux parties externes. Quand les douleurs reparurent, la lèvre antérieure du col de l'utérus fut poussée en haut avec deux doigts. Les douleurs acquirent plus de force et de régularité, et un instant j'espérai que la tête serait expulsée, mais le jour suivant, à quatre heures du matin, les contractions avaient entièrement cessé, et la malade tomba tout d'un coup dans un état d'épuisement des plus alarmans. La tête était descendue assez bas pour que l'on pût appliquer le forceps, mais les parties molles étaient tellement gonflées et sensibles, qu'il fut impossible d'introduire les branches, et la tête fut ouverte. Quoique l'extraction eût lieu très-lentement, le périnée était si rigide, qu'il se déchira dans une petite

étendue, malgré tout le soin que l'on mit à la soutenir.
Une inflammation et une escarre du vagin se manifestèrent; en définitive, cependant, la malade se rétablit sans
aucune lésion, soit de la vessie, soit du rectum. Depuis,
j'ai accouché cette femme à terme et au moyen du forceps, d'un enfant vivant. Pendant l'extraction de la tête,
la cicatrice du vagin fut déchirée dans une grande étendue, sans qu'il en résultât aucun grave inconvénient. Dans
ce second accouchement, j'eus recours à la saignée et
autres moyens, et le forceps ne fut appliqué que lorsque
la mère fut complètement épuisée. La cicatrice du vagin
était trop épaisse et étendue pour qu'il pût y avoir de l'a-
vantage à la diviser avec le bistouri. Il eut été impossible,
dans cette circonstance, de préserver l'enfant sans avoir
recours au forceps (1).

(OBSERVATION 18.)—Le 26 janvier 1834, une dame de
vingt-six ans était depuis trente heures en travail de son

_____

(1) Il est vraiment à regretter que les observations de M. Lee
soient parfois si obscures et si incomplètes; elles perdent une
partie de leur importance. Ainsi, nous voyons ici une *légère
déchirure* du périnée se produire dans un premier accouchement, puis dans le second il est fait mention d'une cicatrice
épaisse et étendue! Ne doit-on pas regretter aussi que, dans le
premier accouchement, on aie tant tardé de faire l'application
du forceps? Si ont eût agi plus tôt, et avant que les désordres
du vagin et des parties externes fussent si considérables, n'eût-
on pas pu délivrer la femme sans avoir recours à la perforation
du crâne? On est autorisé à le penser, d'après ce qui s'est passé
lors du second accouchement. Une chose encore nous frappe
dans les *Observations* 16 et 17, c'est l'administration presque
simultanée de l'opium et de l'ergot de seigle.

premier enfant. La tête était restée dix heures dans le pelvis sans faire aucun progrès, et la malade se sentait très-épuisée. Les parties n'étaient pas très-rigides, l'application du forceps et l'extraction de la tête se firent sans difficulté, mais cette opération produisit une légère déchirure du périnée. Le cordon était entortillé et fortement serré autour du cou, et on n'y sentait aucune pulsation. L'enfant ne respira point. Une grave inflammation du vagin se déclara, mais il n'y eut pas d'escarre. En peu de mois la santé fut rétablie, et depuis, la femme est accouchée facilement trois fois d'enfans vivans. L'ergot de seigle avait été administré avant mon arrivée. Cette substance avait accru les douleurs sans faire avancer la tête.

(OBSERVATION 19.) — Le 19 août 1834, je donnai des soins à une dame âgée de trente-six ans, dont le travail avait été prolongé par la rigidité du col, la faiblesse et l'irrégularité des contractions. Le docteur H. Davies vit cette dame au moment où les douleurs avaient à peu près cessé, et lorsque déjà il y avait un grand épuisement. La saignée, les cathartiques, les anodins avaient produit peu d'effet sur le col de l'utérus pendant les premiers momens du travail. Le docteur Davies appliqua le forceps, et bientôt il put extraire la tête, mais l'enfant ne respira qu'imparfaitement et ne tarda pas de mourir au milieu des convulsions. Une hémorrhagie grave se manifesta après la naissance de l'enfant; lorsqu'on eut extrait le placenta la femme fut prise d'un froid très-intense, et pendant quelques minutes on sentit à peine battre le pouls. En définitive cependant, le rétablissement eut lieu, mais l'espérance que la tête de l'enfant descendrait assez bas pour être à la portée du forceps, fit retarder si long-temps la délivrance, que la mère courut les plus grands dangers.

(OBSERVATION 20.) — Le 12 mars 1835, j'assistai à la délivrance d'une femme de l'institution publique, sur laquelle le forceps fut appliqué, et les os de la tête du fœtus furent gravement endommagés. La malade était âgée de vingt-sept ans, primipare, et elle avait été quarante heures en travail. Les douleurs n'avaient pas été complètement suspendues, mais la tête avait cessé d'avancer depuis plusieurs heures et n'avait pas encore abandonné le détroit, quoiqu'on pût sentir une oreille derrière la symphyse du pubis. L'application du forceps fut faite par un praticien expérimenté qui maniait cet instrument avec la plus grande dextérité. Toutefois, l'extraction de la tête ne put avoir lieu qu'après beaucoup d'efforts et un temps considérable. L'enfant respira quelques secondes et mourut. Le jour suivant, j'examinai la tête et je trouvai les os très-endommagés; la partie postérieure du pariétal droit était complètement détaché de l'occipital. La malade se rétablit lentement.

(OBSERVATION 21.) — En avril 1835, je délivrai une femme avec le forceps dans la salle des accouchemens de l'infirmerie de Sainte-Marylebone. Le cordon faisait une culaire autour du cou et ne battait que très-faiblement. Les pulsations du cœur continuèrent quelque temps, mais l'enfant ne put respirer. Une inflammation de l'utérus se déclara.

Je pense maintenant que si cet accouchement eût été abandonné aux seules forces de la nature, il aurait pu être terminé sans danger en quelques heures de plus, et il est probable que l'enfant eût pu être expulsé vivant sans aucune assistance artificielle.

(OBSERVATION 22.) — Au mois d'avril 1835, Mme P..., vingt-six ans, à terme de sa première grossesse, rentra chez elle vers le milieu de la nuit d'un grand dîner où elle avait pris toutes sortes de mets et de vins, et pendant lequel elle était restée près d'un grand feu. Le travail se manifesta à quatre heures; bientôt après survint du délire, et la malade dit qu'elle sentait ses dents tomber de sa tête. Ayant essayé de boire un peu de thé chaud, elle mordit un grand morceau du bord de la tasse de porcelaine et l'écrasa entre ses dents. De violentes convulsions se manifestèrent immédiatement. Une copieuse saignée et un lavement ne produisirent aucun soulagement. Au bout d'une heure et demie, la tête de l'enfant se trouva à la portée du forceps, que l'on appliqua, et l'enfant fut bientôt extrait vivant.

Lors de l'application du forceps, on reconnut que l'enfant était vivant en sentant le cordon ombilical battre autour du cou. Quoique l'on eût pris de grandes précautions pour prévenir les désordres qui pouvaient avoir lieu sur la mère pendant l'extraction de la tête, l'impossibilité de la retenir quelque temps dans la même position, fit que le périnée fut déchiré dans une grande étendue. La femme mourut à onze heures du matin. L'enfant a été élevé. Le docteur Golding a été témoin de ce cas.

(OBSERVATION 23.) — Le 18 juillet 1835, je fus appelé par M. Harding pour un cas de travail prolongé, dans lequel la tête de l'enfant était descendue dans la cavité du pelvis depuis six ou huit heures, sans avancer davantage. Le col de l'utérus était entièrement dilaté, les douleurs étaient fortes et régulières, l'oreille gauche était derrière la symphyse du pubis. Les branches du forceps furent facilement introduites et fermées, et avec très-peu de force, la tête fut extraite sans accident. L'enfant était vivant. Une abondante hémorrhagie se manifesta;

cependant la mère se rétablit, et probablement l'accouchement se serait tout aussi bien terminé sans forceps.

(OBSERVATION 24.) — Le 24 octobre 1835, il se présenta, à l'infirmerie paroissiale de Saint-André, un cas grave d'hémorrhagie utérine due à ce que le placenta s'était détaché du fond de la matrice. Les membranes furent rompues, mais l'hémorrhagie continuait : comme la tête était dans le pelvis, j'appliquai facilement le forceps et fis l'extraction de l'enfant qui était mort. Le cordon était autour du cou.

(OBSERVATION 25.) — Le 6 décembre 1835, à dix heures, je fus appelé, 7, Farm-street, Berkeley-square, chez madame ***, âgée de trente-six ans, en travail déjà depuis plus de trente heures de son second enfant. Le cordon était pendant hors des parties, et l'on n'y sentait aucune pulsation. Le méconium s'échappait, et les matières qui sortaient du vagin étaient très-fétides. La tête et le bras droit étaient arrêtés au rebord du pelvis; l'orifice de l'utérus était entièrement dilaté, et une large cicatrice avec un rebord mince, existait à la partie supérieure et postérieure du vagin. J'ouvris la tête, j'en fis l'extraction par le crâniotome-forceps, et aucun point du vagin ne fut déchiré. Le médecin ordinaire m'apprit que deux années auparavant, cette dame était restée trois jours et trois nuits en travail de son premier enfant, et qu'il l'avait délivrée par le forceps. L'enfant était mort, mais la mère s'était si bien rétablie, qu'on n'avait pu soupçonner que le vagin eût été lésé.

(OBSERVATION 26.) — Le 1er mars 1836, une femme entre les deux âges, adonnée à l'usage des stimulans, fut prise de convulsions pendant la première partie du travail. Vingt-six onces de sang ayant été tirées du bras sans amener aucun soulagement, j'appliquai le forceps et je fis l'extraction d'un enfant mort. Les accès continuèrent et la malade mourut. On fit l'autopsie de la tête, et on trouva les vaisseaux du cerveau extraordinairement distendus par le sang. Ce cas et celui de la vingt-deuxième observation auraient probablement eu une terminaison fatale, quelque mode de traitement que l'on eût adopté.

(OBSERVATION 27.) — En août 1836, je vis un cas de convulsions puerpérales dans la salle d'accouchement de l'infirmerie de Sainte-Marylebone. La malade avait été long-temps en travail et avait éprouvé quatorze accès très graves. La tête étant assez basse et les parties assez dilatées, j'appliquai le forceps et fis très-facilement l'extraction d'un enfant mort. La malade n'eut qu'un léger accès après la délivrance, et il ne résulta rien de fâcheux de l'application du forceps.

(OBSERVATION 28.) — Le 16 août 1836, madame ***, âgée de vingt-six ans, parvenue au huitième mois de sa quatrième grossesse, dîna très-copieusement, mangea du lard, des œufs, et prit du thé.

Le 17, à une heure du matin, elle fut réveillé par de violentes douleurs vers la région occipitale. Elle prit pour cette indisposition un puissant cathartique. Le docteur Webster, appelé peu de temps après, prescrivit cinq grains de calomel et un antispasmodique qui amendèrent les symptômes. Pendant toute la matinée, la malade resta assoupie et ne se plaignit pas. A midi parut un accès convulsif, et à trois heures un second plus violent que le premier.

C'est peu de temps après que je vis la malade. Le pouls était extrêmement rapide et faible, et il devint tout-à-fait imperceptible au poignet après une saignée de huit onces pratiquée au bras. L'orifice de l'utérus était légèrement ouvert et les douleurs du travail commençaient. Je rompis les membranes et donnai issue au fluide amniotique. Une heure après, quatre onces de sang furent tirées des tempes par des ventouses, et le pouls redevint imperceptible. A six heures, le col de l'utérus étant entièrement dilaté et la tête dans le pelvis, je délivrai avec le forceps. L'enfant était mort. Les accès continuèrent, et la femme mourut à huit heures.

(OBSERVATION 29.) — Le 21 septembre 1836, à trois heures, je vis une malade à l'infirmerie de Sainte-Mary-lebone. Elle était âgée de vingt-cinq ans et en travail depuis quarante-six heures. Depuis le milieu de la nuit, la tête était restée stationnaire. Le col de l'utérus était entièrement dilaté. La plus grande partie de la tête avait franchi le bord du pelvis. On pouvait sentir une oreille. J'appliquai le forceps, mais la tête resta immobile, malgré de grands efforts long-temps prolongés. Après la perforation, la tête fut extraite avec difficulté par le crâniotome-forceps. Il ne résulta rien de fâcheux de cette opération. M. Bishopp était présent.

(OBSERVATION 30.) — Dans la soirée du 24 août 1837, je fus appelé pour voir une dame en travail de son premier enfant depuis une heure du matin. Pendant tout cet espace de temps, les douleurs avaient été faibles et irrégulières. A quatre heures une dose de laudanum avait été administré; à neuf heures les douleurs étaient faibles, et la malade paraissait très-épuisée. L'orifice de l'utérus n'était pas entièrement dilaté, et la plus grande partie de la tête était toujours au-dessus du rebord du pelvis. Près de l'ombilic une partie de l'utérus faisait une saillie si considérable, poussée qu'elle était par quelque membre de l'enfant, que nous craignîmes une rupture de l'utérus, si le travail continuait. Le forceps fut appliqué par le médecin ordinaire; il fit de grands efforts pour extraire la tête, mais comme elle n'avançait pas, on eut recours au perforateur. Le périnée fut déchiré par le passage des épaules. Cependant la malade se rétablit, et elle a eu depuis un enfant vivant dont elle est accouchée sans assistance artificielle.

(OBSERVATION 31.) — Le 15 août 1837, M. Jones Sohosquare m'envoya chercher pour voir un cas de présentation de la face à l'infirmerie paroissiale de Sainte-Anne. La tête n'était pas descendue complètement dans la cavité du pelvis; la face et le vagin étaient extrêmement gonflés; la tête était restée long-temps dans la même position, et comme les douleurs devenaient de plus en plus faibles, il était évident pour nous que la délivrance ne pourrait avoir lieu sans assistance artificielle. J'appliquai donc les branches du forceps sur les côtés de la tête avec beaucoup de peine, mais il me fut impossible de les fermer. La tête fut perforée, et la force qu'il fallut employer ensuite pour l'extraire avec le crâniotome-forceps fut si grande, que je regrettai d'avoir tenté la délivrance avant d'en avoir réduit le volume. La malade n'éprouva cependant aucun accident de l'application du forceps.

(OBSERVATION 32.) — Le mardi matin, 2 janvier 1838, je fus appelé dans Portland-Street, par M. Wise, pour un cas de travail prolongé. La malade était une jeune femme en travail de son premier enfant depuis le vendredi précédent. Le col de l'utérus était complètement dilaté, et la tête si bas dans le pelvis, qu'on pouvait sentir une oreille derrière les pubis. Les douleurs avaient diminué graduellement d'intensité et n'avaient aucun effet sur la tête; la vessie était pleine d'urine; après l'avoir évacuée par le cathétérisme, j'appliquai le forceps et je fermai facilement les branches, mais la tête ne bougea pas, quoique je fisse pendant près d'une demi-heure des efforts plus considérables que ne saurait en justifier la tentative de l'extraction de la tête. Après la perforation, il fallut employer tant de force pour l'amener dans le pelvis avec le crâniotome-forceps, que je regrettai d'avoir tenté de sauver l'enfant, et je le regrettai encore bien davantage, lorsque, après l'opération, M. Wise m'informa qu'il avait constaté l'entortillement du cordon autour du cou, et qu'il n'y avait senti aucun battement.

(OBSERVATION 33.) — M. Jorden de Lower, Belgrade-Street, chirurgien-accoucheur de l'institution d'accouchement de Saint-Georges, me fit appeler, le 10 avril 1838 à onze heures, pour voir une malade qui était depuis fort long-temps en travail par suite d'une présentation de la face. La tête n'avait fait aucun progrès depuis huit ou dix heures; la face était très-gonflée, et il n'y avait pas de probabilité que le travail pût jamais être terminé sans assistance artificielle. Le forceps fut appliqué, et l'enfant extrait vivant et sans accident; la mère se rétablit parfaitement. Il est impossible de rencontrer un cas dans lequel l'emploi du forceps soit suivi de résultats aussi satisfaisants. Sans le forceps, l'accouchement n'aurait pu avoir lieu, et l'enfant aurait perdu la vie.

(OBSERVATION 34.) — M. Cathrow, de Weymouth-Street, me fit appeler, le 26 avril 1838, pour voir une femme primipare de trente-cinq ans. Le travail durait depuis si long-temps que les forces étaient tout-à-fait épuisées. La tête était descendue assez bas pour qu'on pût appliquer le forceps; les branches furent aisément introduites, mais la tête ne put avancer, malgré tous nos ef-

forts, et force nous fut d'avoir recours à la perforation.
L'extraction de la tête par le crochet fut lente et difficile,
et nous prouva que nous nous étions tout-à-fait mépris,
en ayant recours à l'emploi du forceps.

(OBSERVATION 35.) Le 11 août 1838, je fus appelé
par M. Coke de Cleveland-street, pour voir un cas de
travail difficile pour lequel il avait tenté sans succès l'application du forceps. La dame était à son premier accouchement. Le travail commencé le mercredi à midi avait
continué jusqu'au vendredi cinq heures. Le front était
derrière la symphise du pubis, et depuis plusieurs heures
la tête était toujours dans la même position : elle remplis-
sait entièrement la cavité du pelvis. M. Coke avait appliqué les branches du forceps et les avait fermées avec
grand soin, mais, quoiqu'il fît avec précaution de fortes
tractions pendant un temps considérable, la tête ne put
avancer et il eut recours à la perforation. Il éprouva ensuite tant de difficultés pour extraire la tête avec le crochet, qu'il me fit appeler, et ce ne fut qu'avec beaucoup
de peine que je pus faire l'extraction au moyen du crâniotome-forceps : je ne crois pas qu'il soit survenu d'accidens.

(OBSERVATION 36.) — M. Walker de Marylebone-street,
m'appela le 11 août 1838, pour délivrer une femme en
travail depuis trente-six heures. La malade était petite,
mais sans difformité; elle était déjà accouchée à sept mois
d'un enfant mort. Le col de l'utérus était complètement
dilaté, le vagin n'était pas rigide, la tête était dans le
pelvis et placée transversalement. Il ne fut pas difficile
d'appliquer les branches du forceps, de les fermer et de
faire l'extraction de la tête, mais pendant cette opération, le périnée fut légèrement déchiré. L'enfant était vi-

vant, et la mère se rétablit sans souffrir long-temps de son
accident. La tête de l'enfant n'avait fait aucun progrès
pendant plusieurs heures ; le pouls était remarquablement
faible, la malade avait eu quelques instans de délire, et,
dans les intervalles des douleurs, elle était dans un état
voisin de l'insensibilité : l'état du cerveau rendait la délivrance urgente.

(OBSERVATION 37.) — Dans le mois de décembre 1838,
une femme âgée de vingt-quatre ans, qui avait été neuf
semaines auparavant délivrée de son premier enfant, fut
admise à l'hôpital Saint-Georges. Le périnée et le sphincter
de l'anus étaient rompus, la cloison recto-vaginale déchirée dans une étendue d'un pouce et demi, et la faculté
de retenir les matières fécales entièrement perdue. Le cas
était incurable. Ce malheureux état était la conséquence
des lacérations et des escarres survenues après l'emploi
du forceps, et dues, sans aucun doute, à la force considérable employée pour faire l'extraction de la tête. L'enfant était mort.

(OBSERVATION 38.) Dans l'été de 1839, je vis à quelques milles de Londres, une malade chez qui le travail
était prolongé par l'existence d'une tumeur du bassin,
probablement due à l'ovaire. Cette femme était déjà
mère de plusieurs enfans, et tous ses accouchemens avaient
été naturels. Lorsqu'elle devint enceinte dans le cas qui
nous occupe, la sensation de deux tumeurs distinctes
occupant l'abdomen lui fit croire qu'elle portait deux ju-
meaux. Quand je vis la malade, le travail était déjà commencé depuis vingt-quatre heures. La tête avait à peine
commencé à s'engager dans le rebord du pelvis, dont la
cavité était occupée par une tumeur de la grosseur d'une
balle à jouer ou peut-être plus. A chaque douleur, la tu-

meur était poussée en bas et devant la tête. Le forceps
fut appliqué, mais la tête ne put être amenée devant la tumeur, malgré de grands efforts long-temps prolongés. J'ouvris le crâne, et j'eus beaucoup de peine ensuite à faire
l'extraction au moyen du crochet. En 1841, la même
femme étant arrivée au septième mois de sa grossesse,
M. Pickering de Hammersmith me fit appeler pour examiner les parties internes, et déterminer s'il était nécessaire de provoquer un travail prématuré. Comme la tumeur était remontée dans l'abdomen, qu'elle n'avait pas
augmenté de volume et que le détroit était occupé par
le segment inférieur de l'utérus, je crus qu'il était plus
sage de ne rien précipiter. La femme arriva en effet à
terme, et fut délivrée sans accident d'un enfant vivant.

(OBSERVATION 39.) Le 8 juillet 1839, je vis une femme
de 37 ans en travail de son premier enfant depuis cinquante heures. Le col de l'utérus n'était pas entièrement
dilaté; il était épais et rigide et était poussé en bas avec la
tête à travers le bord du pelvis. Le pouls marquait 60; la
langue était chargée. Les douleurs étaient fortes et régulières, mais ne faisaient point avancer la tête. On avait
tenté la délivrance par le forceps, mais on ne put introduire qu'une branche. Quatre heures après, épuisement
complet, perforation et extraction difficile.

(OBSERVATION 40.) Le 9 juillet 1839, à onze heures du
matin, je vis un autre cas de travail prolongé, dans lequel
l'accoucheur proposait, insistait même fortement pour
appliquer le forceps, quoique la tête fût assez fortement
pressée dans le bord du pelvis, pour qu'il fût impossible
de passer le doigt autour d'elle sans beaucoup de difficulté
et occasionner de grandes douleurs. Les os du crâne
étaient comprimés et chevauchaient les uns sur les autres;

toutes les parties molles étaient enflées et douloureuses.
C'était un premier enfant, et le travail avait duré toute
la nuit du dimanche, le lundi, et jusque dans la matinée
du mardi, époque à laquelle je fus appelé. Le pouls était
excessivement rapide, la langue chargée, la face enflée, et
l'épuisement était extrême; le méconium s'échappait, et
les matières qui sortaient du vagin était très-fétides. Perforation, extraction difficiles. Pendant plusieurs jours, la
malade fut mise en danger par une rétention d'urine et une
violente inflammation du vagin accompagnées de fièvre.
Les parties n'eurent pas d'escarres.

(Observation 41.) Le 26 juillet 1830, un autre cas
très-semblable au précédent se présenta dans ma pratique
privée, mais dans celui-ci il y avait déviation du pelvis
et une forte cicatrice du vagin, effet d'un malheur survenu dans le premier accouchement.

Dans ce cas aussi, l'emploi du forceps fut proposé.

(Observation 42.) Le 22 juillet 1839 à trois heures
du matin, M. Webster de Bonnaught-Terrace, me fit appeler pour voir Mad. H. en travail depuis trente heures de
son second enfant. Une grande partie de la tête était dans
la cavité du pelvis, et une oreille se sentait aisément et
promptement derrière la symphyse du pubis. La tête
n'avait pas avancé depuis quelques heures, et les douleurs qui avaient diminué de plus en plus, étaient
alors sans effet et ne poussaient plus la tête en avant.
Les os de la tête chevauchaient et il y avait une large tumeur au péricrâne. Le méconium s'échappait. Il était
évident que dans cet état de choses la tête ne serait jamais expulsée par les efforts naturels, et nous nous déci-
dâmes pour l'emploi du forceps : les branches furent introduites et fermées sans beaucoup de difficultés, et la

tête fut aisément extraite. L'enfant était vivant, et la mère se rétablit de la manière la plus favorable. Le bien qui résulta de l'usage du forceps fut frappant. Après avoir été long-temps en travail de son premier enfant et menacée de convulsions, cette malade fut délivrée par la crâniotomie. La tête de l'enfant était serrée dans le bord du pelvis, et une tentative inconsidérée d'application du forceps n'ayant pas réussi, on ouvrit le crâne.

(OBSERVATION 43.) — Le 16 février 1839, M. Tucker me consulta à propos d'un cas de convulsions puerpérales. C'était un premier enfant, et aucun soulagement n'avait suivi les saignées et autres remèdes qu'on avait employés. La tête était dans le pelvis à portée du forceps : les branches furent appliquées et fermées, mais la tête ne bougea pas, et la malade était tellement agitée, elle se livrait à tant de mouvemens, que je ne pus persévérer long-temps, convaincu que mes manœuvres produiraient des lacérations. Perforation : la malade eut des accès jusqu'à ce qu'elle mourut.

(OBSERVATION 44.) — Le 2 août 1839, M. Kennedy de Tavistock-square m'appela pour voir une malade de trente-un ans en travail de son premier enfant depuis près de soixante heures. La tête avait passé dans la cavité du pelvis, mais il était évident que jamais l'expulsion ne pourrait s'accomplir par les efforts naturels. Je m'assurai par l'auscultation que l'enfant était vivant. Je n'eus pas de difficulté pour appliquer les branches recouvertes de cuir du forceps court de Smellie, instrument employé dans les cas de ce genre. Une demi-heure au moins s'écoula avant que je pusse extraire la tête, et je n'y parvins qu'avec de grands efforts, efforts beaucoup plus grands que je n'en aurais employé certainement si je n'avais entendu

les pulsations du cœur du fœtus avant de commencer
l'opération. L'enfant ne donna aucun signe de vie après
sa naissance. Le vagin fut pris d'inflammation et d'escarre, mais la vessie et le rectum échappèrent heureusement au danger. Il aurait beaucoup mieux valu, dans ce
cas, renoncer aux tentatives de délivrance avec le forceps
dès que la tête ne pouvait être extraite par des tractions
modérées. La répugnance à pratiquer la crâniotomie avec
la conviction que l'enfant était vivant, me conduisit à
commettre ce que je crois avoir été une erreur de pratique, erreur qui aurait été évitée si la position de la mère
eût été seule prise en considération.

   (OBSERVATION 45.) — Une dame âgée de trente-sept
ans, arrivée à terme de sa première grossesse et soignée
par le docteur G....., commença à éprouver les douleurs
de l'enfantement à six heures du matin le 9 mai 1840. Le
travail continua tout le jour et la nuit, et tout le jour suivant jusqu'à six heures du soir. La tête de l'enfant était
alors dans le pelvis; elle était très-alongée et tuméfiée. On
sentait aisément une oreille derrière la symphise du pubis:
les douleurs, devenues depuis quelques heures de plus en
plus faibles, n'agissaient plus sur la tête; le vagin était
chaud et sensible, le méconium s'échappait; on fut obligé
d'évacuer l'urine au moyen de la sonde. La malade n'avait
pas de délire. Le docteur G..... avait appliqué le forceps,
mais éprouvant beaucoup de difficulté à fermer les branches, il avait renoncé à sa tentative, et lorsque nous
nous rencontrâmes en consultation, il était d'avis qu'il
fallait sans plus tarder recourir à la perforation. Cependant, croyant que l'enfant était vivant, j'appliquai le forceps et fis l'extraction de la tête en quelques minutes, avec
moitié moins de force que je n'en avais employé dans plu-

sieurs des cas précédens. Le cordon était fortement serré autour du cou de l'enfant qui était mort. Une inflammation et une escarre du vagin se manifestèrent, et à la suite de cet accident, le canal vulvo-utérin fut presque oblitéré par la cicatrice. Ce rétrécissement fut combattu par l'usage des bougies, et devenue enceinte depuis; la femme fut délivrée par le docteur G..., d'un enfant vivant, sans qu'il fût nécessaire d'avoir recours à aucune assistance artificielle, et sans qu'il survînt le moindre accident.

(OBSERVATION 46.) — Le dimanche 16 mai 1841, une femme âgée de près de cinquante ans était en travail de son premier enfant depuis le vendredi soir. Elle était mariée depuis quinze ans sans jamais avoir été enceinte. La première partie du travail avait été extrêmement prolongée par la rigidité du col de l'utérus. Quand je vis la malade, la tête avait franchi le bord du pelvis et on pouvait sentir une oreille. Le vagin et le périnée étaient tellement rigides, qu'avant de faire l'application du forceps, je voulus tenter de les assouplir par une petite saignée. Les pulsations du cœur du fœtus s'entendaient très-bien, et il n'y avait rien qui rendît la délivrance immédiate nécessaire. Six heures après la saignée, l'épuisement était extrême, et il devint évident que l'enfant ne pourrait jamais naître par les seules forces de la nature. Le forceps fut appliqué et un enfant vivant fut extrait : il ne survint pas le moindre accident, soit à la mère, soit à l'enfant.

(OBSERVATION 47.) — Le 14 janvier 1841, à l'infirmerie de Sainte-Marylebone, une femme âgée de trente ans était depuis vingt-quatre heures en travail ; la tête appuyée sur le périnée ne faisait aucun progrès depuis quelques heures, et comme le médecin de service sem-

blait impatient de ce retard, j'appliquai le forceps et fis
aisément l'extraction d'un enfant vivant, mais l'opération
n'étant pas nécessaire, elle ne saurait être justifiée et
n'aurait pas dû être pratiquée.

(OBSERVATION 48.) — Dans l'été de 1841, je soignai
dans ma pratique privée une dame primipare, âgée de 30
ans, qui fut complètement épuisée après vingt-quatre
heures d'un travail actif. La première partie avait marché
avec rapidité; la tête était descendue et pressait sur le
périnée, mais il n'y avait plus de contractions capables de
terminer son expulsion. L'utérus semblait avoir perdu
toute la force nécessaire en ce moment. Comme la tête
n'était pas volumineuse et que l'issue du canal n'était pas
contractée, je pensai que la délivrance artificielle était
nécessaire. M. Blagden approuva l'application du forceps,
qui fut faite avec le plus grand soin. L'enfant fut extrait
vivant, mais la tête fut meurtrie et un des yeux échappa
de près à la destruction; cependant l'enfant et la mère se
rétablirent complètement.

(OBSERVATION 49.) — Le 10 octobre 1841, M. Brett me
fit appeler pour voir dans Berwick-strett, une femme de
trente ans en travail depuis vingt heures de son second
enfant: à son premier accouchement, cette malade resta
dans les douleurs pendant près de cinquante heures, et
lorsque l'épuisement fut arrivé, on la délivra par la crâniotomie. Dans la circonstance présente, le col de l'utérus
s'était promptement dilaté, mais la tête se trouva serrée
au passage: une tentative fut faite par M. Brett pour
la faire avancer, ce fut sans le moindre succès: quelque temps plus tard, lorsque je vis la malade, la tête,
quoiqu'elle ne fût pas complètement dégagée, était descendue si bas, qu'on pouvait sentir une oreille derrière

le pubis. Les douleurs étaient fortes et continues, mais elles avaient peu d'effet, et il paraissait imprudent d'attendre plus long-temps la délivrance. J'appliquai donc le forceps; je fis des efforts de traction aussi grands que je le crus convenable, mais ce fut sans résultat, et j'étais sur le point de renoncer à ce moyen, lorsque M. Brett tenta un nouvel effort et parvint à extraire la tête sans qu'il en soit résulté aucun accident pour la mère ou pour l'enfant.

(OBSERVATION 5o.) — Le 13 novembre 1841, à deux heures du matin, une cliente de M. Owen's Holborn, parvenue au septième mois de sa grossesse, fut effrayée par une odeur de feu qu'elle crut venir de la chambre où étaient ses autres enfans; elle se leva et y courut en toute hâte, mais c'était une fausse alarme. Bientôt après, cette dame fut prise de convulsions, et à onze heures du matin, quand je la vis, elle était privée de sentiment, et elle avait éprouvé plusieurs violens accès. Le pouls marquait soixante, les dents étaient serrées, les pupilles étaient contractées, la respiration était lente et stertoreuse. Un autre accès parut bientôt, pendant lequel la tête fut tout-à-coup portée du côté droit. Les pupilles se dilatèrent, le pouls et la respiration devinrent plus fréquens. M. Owen avait fait une saignée du bras aussitôt après le premier accès, il avait donné de l'huile de croton et du calomel, un lavement et fait appliquer de l'eau vinaigrée sur la tête : comme la malade était extrêmement frêle et délicate, on ne put sans inconvénient extraire plus de dix onces de sang par les ventouses appliquées aux tempes; après cette évacuation le pouls devint si faible qu'à peine pouvait-on le sentir. A quatre heures du soir l'insensibilité reparut, les accès avaient été violens et s'étaient succédés

à de courts intervalles. La patiente avait l'apparence d'une
personne mourante d'épuisement ; le pouls était rapide et
faible, la bouche était entr'ouverte, les pupilles étaient
contractées, le col de l'utérus était entièrement dilaté, et
la tête de l'enfant dans le pelvis. J'appliquai le forceps
très-facilement et je terminai l'accouchement ; mais l'enfant était mort : la malade ne reprit point sa connaissance
et mourut quinze heures après.

(OBSERVATION 51.) — Le 14 janvier 1841, je délivrai
par le forceps, une malade de l'infirmerie de Sainte-Marylebone qui était en travail de son premier enfant depuis
vingt-quatre heures. La tête était à l'issue et couchée en
travers du pelvis. Le méconium s'échappait et on n'avait
pas senti remuer l'enfant depuis quelques heures. En faisant l'extraction de la tête, je vis que le périnée se déchi-
rerait malgré toutes les précautions et je retirai les branches de l'instrument. Au bout de quelques instants, la tête
fut expulsée par les efforts naturels, mais l'enfant était mort.

(OBSERVATION 52.) — M. Brett me fit appeler en 1841
pour voir un cas de travail prolongé chez une de ses
clientes. Nous résolûmes d'avoir recours à la délivrance
artificielle. La femme avait plus de trente ans et c'était
son premier enfant. Les parties molles offraient une rigidité telle, que la tête ne put passer, et la malade tomba
dans l'épuisement. La première partie du travail avait été
très-prolongée, et une saignée avait été employée sans
aucun résultat. M. Brett appliqua le forceps et fit l'extraction de l'enfant qui était vivant. La mère n'éprouva aucun accident.

(OBSERVATION 53.) — Le 14 juillet 1842, M. Radcliffe
eut à soigner une dame âgée de quarante ans, qui fut
complètement épuisée après vingt-deux heures de travail,

c'était son premier accouchement. Elle avait été constamment souffrante durant tous le temps de sa grossesse, et dans les derniers mois elle avait considérablement maigri sans aucune cause évidente. La tête de l'enfant pressait depuis cinq heures sur les parties molles, à l'issue du pelvis, lorsque je vis la malade pour la première fois : il n'y avait pas de rigidité, et le doigt pouvait sans peine être passé autour de la tête : on n'entendait pas les battemens du cœur de l'enfant, et d'abondantes pertes de sang avaient lieu à chaque intervalle des douleurs. Le pouls était faible, la face abattue, la respiration fréquente. La tête fut extraite en dix minutes au moyen du forceps, mais il fallut employer le plus grand soin pour prévenir les déchirures du périnée. L'enfant était mort. Le placenta sortit immédiatement après avec une grande quantité de sang coagulé. La mère n'éprouva aucun accident.

(OBSERVATION 54.) Le 12 août, je délivrai une cliente de M. Fitz-Patrick avec le forceps, mais l'enfant était mort. Cette femme avait trente-neuf ans et c'était son premier enfant. Le travail avait duré trente-six heures. La tête était restée pendant dix heures à l'issue du pelvis, et pendant ce laps de temps les douleurs avaient été fortes et régulières. Une saignée avait été employée sans résultat, et je crus plus prudent d'extraire la tête que de la laisser plus long-temps dans les parties, mais la compression produite par les cuillères doit avoir été la cause immédiate de la mort de l'enfant, car il était vivant quelques instans avant l'application de l'instrument.

(OBSERVATION 55.) Le 18 août 1842, à sept heures et demie du matin, je vis avec M. Beale un cas de travail prolongé. La dame, âgée de trente ans, était en travail de son premier enfant depuis plus de vingt-quatre heures;

lès douleurs avaient été fortes et régulières pendant seize
heures. La tête, enveloppée par le col de l'utérus, était
fortement serrée dans le pelvis, mais on pouvait sentir
une oreille. Un lavement fut administré, et le travail fut
abandonné aux efforts naturels jusqu'à cinq heures de
l'après-midi, époque à laquelle la dilatation du col de l'u-
térus fut complète, mais la tête avait fait si peu de progrès qu'on ne pouvait toujours sentir l'oreille qu'avec difficulté. Une tumeur volumineuse s'était formée au péricrâne. La force des douleurs était tellement diminuée qu'il
était évident que la tête ne pourrait jamais sortir sans assistance. L'enfant fut extrait vivant avec le forceps, mais le
périnée, qui avait une très-grande étendue, fut légèrement
déchiré au moment du passage de la tête.

Dans plus de vingt cas de travail prolongé, qu'il serait
trop long d'énumérer et dans lesquels la délivrance par
le forceps fut proposée, j'ai recommandé d'attendre : tous
ces cas se sont terminés heureusement et sans assistance
artificielle.

Cinq des mères dont les accouchemens ont été relatés
sont mortes de convulsions puerpérales, et quatre par suite
de l'application imprudente et trop prompte du forceps ;
sept ont eu le périnée plus ou moins endommagé, une seule
a eu la cloison recto-vaginale déchirée ; cinq ont présenté
des cicatrices du vagin à la suite d'escarres, et une a été
atteinte d'une fistule vésico-vaginale incurable. Dans aucun cas, le forceps n'a produit de satisfaisans résultats
avant que la plus grande partie de la tête de l'enfant eût
passé à travers le bord du pelvis et que l'orifice de l'utérus
fût entièrement dilaté. Quant aux cas dans lesquels les
branches ont été introduites et fermées avec difficulté, et
dans lesquels il a fallu faire de grands efforts pour extraire

l'enfant, l'emploi du forceps n'a été avantageux qu'une fois. Dix-sept enfans sont nés vivans et ont vécu.

Dans les cas de travail prolongé, lorsque la tête ne fait aucun progrès depuis plusieurs heures, qu'elle est comprimée, que le péricrâne est gonflé, le vagin desséché, chaud et douloureux, et que la vessie ne peut être vidée sans le cathétérisme, il est imprudent de compter plus long-temps sur les efforts de la nature. Si à ces symptômes viennent se joindre la sensibilité de l'abdomen, la fièvre, l'agitation, l'insomnie et l'épuisement, différer plus long-temps la délivrance, c'est s'exposer aux plus fâcheuses conséquences, ainsi que le prouvent les observations que nous venons de rapporter.

DEUXIÈME MÉMOIRE.

Provocation (Induction) du travail prématuré dans les cas de distorsion du pelvis; — de cancer de l'utérus à l'état de gestation; — de kystes et tumeurs des ovaires et de l'utérus; — de maladies organiques et nerveuses du cœur; — d'hydropisie de l'amnios; — de vomissemens obstinés; — d'hémorrhagie des intestins — et de chorée pendant la grossesse.

(OBSERVATION 1ʳᵉ.) [121] (1). Le 16 avril 1831, à huit heures du soir, je vis avec M. H., rue Brewer, n° 4, une femme qui était en travail de son quatrième enfant depuis le commencement de la journée. Le col de l'utérus était très-largement dilaté, mais les membranes n'étaient point rompues, et la partie qui se présentait était au-delà de la portée du doigt. A dix heures, je rompis les membranes et je m'assurai que la présentation était naturelle. Les douleurs étaient fortes et régulières et continuèrent à revenir à de courts intervalles jusqu'au jour suivant, trois heures du matin; à ce moment, elles commencèrent à diminuer graduellement en fréquence et en énergie. A six heures, les douleurs avaient entièrement cessé, et la

(1) Le second chiffre indique les numéros du livre anglais.

tête était fortement comprimée, et très-gonflée. Le pouls était fréquent et faible, et il y avait tous les symptômes ordinaires de l'épuisement. A sept heures, le docteur Davies vit la malade et convint que la délivrance immédiate par la perforation était nécessaire. Après l'ouverture de la tête, j'en fis facilement l'extraction avec le crochet : il ne se manifesta aucun fâcheux symptôme. J'appris ensuite que cette femme avait été délivrée de son premier enfant par les mêmes moyens; qu'à la fin du septième mois de sa seconde grossesse, le travail s'était déclaré spontanément, que l'enfant était né vivant sans assistance artificielle et qu'il avait été élevé. Le travail prématuré se déclara encore sans avoir été provoqué au commencement du huitième mois de sa troisième grossesse. C'était une présentation des fesses, et l'enfant fut extrait vivant. Le docteur Davies provoqua le travail prématuré à sept mois et demi de la cinquième grossesse, l'enfant naquit vivant, mais il mourut bientôt après dans les convulsions. Des circonstances de même nature que celles mentionnées dans les cas précédens et suivans doivent originairement avoir suggéré l'idée de provoquer le travail prématuré artificiel dans les cas de distorsions du pelvis; il fut probablement proposé en 1756 à cette consultation des plus fameux praticiens de Londres, et il fut approuvé; il fut bientôt après employé avec grand succès par le docteur Macaulay.

(OBSERVATION 2.) [122]. — Le 20 mai 1828, une femme de vingt-neuf ans portant une légère déviation du pelvis fut admise à l'hôpital d'accouchement de British pour y accoucher par la provocation du travail prématuré. Le docteur Davies décolla sans les rompre les membranes de la partie la plus basse de l'utérus. Le travail commen-

ça huit jours après, et les fesses se présentèrent. Je fis
l'extraction du tronc et des extrémités sans beaucoup de
difficultés, mais la tête ne put être amenée sans employer
beaucoup d'efforts et un temps assez long pendant lequel
les pulsations du cordon cessèrent graduellement, et l'enfant vint au monde mort. Il était évident que le forceps
n'aurait pu être employé avec avantage dans cette circonstance, et que si la présentation eût été naturelle, l'enfant
aurait couru beaucoup moins de risques. La malade en
question avait été enceinte six fois; elle était arrivée à
terme deux fois, mais dans ces deux cas il fallut faire la
perforation de la tête. Le travail se déclara spontanément
à sept mois et demi de sa troisième grossesse, à la suite
d'un accident; l'enfant vint au monde vivant, et il a été
élevé. Depuis, le docteur Davies a provoqué trois fois le
travail prématuré à sept mois et demi chez cette même
malade; mais quoique les enfans soient tous nés vivans,
aucun d'eux n'a long-temps survécu.

(OBSERVATION. 3.) [123]. — Dans l'automne de 1829,
je vis une dame de trente ans, primipare, qui était
en travail depuis quarante-huit heures. Elle était soignée par M. Tucker. Le col de l'utérus n'était pas alors
tout-à-fait dilaté, et le vagin était gonflé et sensible; la tête
de l'enfant se présentait; elle était fortement comprimée
dans le bord du pelvis, à travers lequel la plus grande partie n'avait pas passé. Les douleurs du travail devenaient
de plus en plus faibles, et n'avaient pas d'effet sur la tête.
Le pouls était rapide et les forces étaient épuisées. Comme
le forceps ne pouvait être appliqué sans danger, et que
la délivrance était urgente, j'ouvris la tête, mais les os et
les tégumens furent lacérés avant que la délivrance pût
être complétée par le crochet. Il ne survint rien de fâcheux

pour la femme. En 1831, la même dame étant à sept mois et demi de sa seconde grossesse, je résolus de provoquer le travail prématuré. Pour cela, je détachai les membranes de la partie inférieure de l'utérus avec une large bougie, le col de l'utérus étant trop haut pour que le décollement des membranes pût être pratiqué avec le doigt. Une semaine s'écoula sans que le travail se manifestât. J'employai la bougie une seconde fois, toujours plus hardiment, mais aucun signe de travail ne parut. Le docteur Merriman vit la malade et ordonna la ponction des membranes avec une petite sonde d'argent très-courbée. La femme fut placée sur un sopha, couchée sur le côté gauche, les genoux tenus plus haut que l'abdomen et séparés par un oreiller. La situation exacte du col de l'utérus fut alors reconnue avec l'index de ma main droite. Le long de ce doigt, l'index et le médius de la main gauche furent alors passés en haut de la lèvre postérieure du col de l'utérus, et dans l'espace laissé entre ces doigts, le doigt de la main droite ayant été retiré, la pointe de la sonde fut poussée doucement en avant dans l'orifice du col, et elle parcourut un trajet d'environ trois pouces vers le fond de l'utérus, avant que je pusse sentir aucune résistance de la part des membranes. Aussitôt après la ponction, le liquide amniotique commença à couler à travers la sonde, et les douleurs commencèrent à paraître au bout de quelques heures. Le travail fut très-long, mais l'enfant fut expulsé vivant, et c'est à présent, en 1842, un beau garçon en pleine santé.

(OBSERVATION 4.) [124]. — En 1823, la même dame étant parvenue à la fin du septième mois de sa grossesse, on consulta un autre médecin qui ne parvint à provoquer le travail qu'après trois tentatives infructueuses. Le li-

4

quide amniotique ne commença à s'échapper qu'une semaine après la dernière manœuvre. La présentation fut
contre nature et l'enfant vint mort.

(OBSERVATION 5.) [125]. — Le 28 décembre 1837, la
même malade étant près de la fin du huitième mois de la
quatrième grossesse, je fis la ponction des membranes sans
difficulté avec une grosse sonde à stylet que j'ai employée avec succès dans tous les cas de cette nature depuis 1836. Le liquide amniotique commença à s'échapper
immédiatement après que le stylet eut percé les membranes et continua à couler doucement toute la journée du
29. (ni dans cette grossesse, ni dans aucune des précé-
dentes, la présentation n'a pu être reconnue après la perforation des membranes). Les douleurs du travail devinrent fortes et régulières dans l'après midi du 30, et la
tête se présenta. A dix heures du soir, l'enfant fut expulsé après que la tête eut resté quatre heures fortement
comprimée dans le bord du pelvis. La respiration s'établit
difficilement, mais l'enfant vécut et a joui d'une bonne
santé pendant un mois. Après ce temps, il fut exposé au
froid, et il succomba à une inflammation des poumons.
Le docteur Child était présent lorsque les membranes
furent perforées. Cette dame n'avait éprouvé aucun symptôme de rachitisme dans son enfance, et on ne retrouvait
de trace de difformité sur aucune autre partie du corps.

(OBSERVATION 6.) [126]. Vers la fin de janvier 1839,
cette même dame devint encore enceinte, et les membranes furent perforées le 21 septembre. Le 23, comme
il ne s'était écoulé qu'une petite quantité de liquide amniotique, et qu'il n'y avait aucun symptôme de travail,
l'opération fut recommencée, mais le liquide ne s'échappa
encore qu'en petite quantité, et le travail ne commença

que le 26 à quatre heures du matin. La première partie
du travail marcha rapidement, mais la tête était tellement
gonflée, qu'elle ne put s'échapper qu'à trois heures de
l'après-midi. L'enfant respira difficilement et mourut une
heure après sa naissance. Si le travail avait été provoqué
quinze jours plus tôt, comme je l'avais proposé, il est probable que l'enfant serait né vivant et aurait vécu.

Ces cas sont suffisans pour prouver que la provocation
du travail prématuré à sept mois dans les légères distor-
tions du pelvis, est suivie de peu de danger pour la mère,
et que c'est un moyen de préserver la vie d'enfans qui,
autrement, auraient dû être sacrifiés. Plusieurs autres
cas de même nature, enregistrés par d'autres écrivains de
ce pays, montrent que la prévention contre la provocation du travail prématuré entretenue par les scrupules
des auteurs n'est pas bien fondée, et que le jugement dé-
favorable prononcé par l'Académie française en 1827, est
erronné et doit être révoqué.

Dans les cas qui suivent, l'avantage du travail prématuré ne fut pas moins frappant, quoique le vice de conformation fût si grand que l'enfant même de sept mois
n'aurait pu naître vivant. Le plus grand nombre des meilleurs écrivains sur les accouchemens ont considéré la provocation du travail prématuré comme applicable seulement dans les cas de légère distortion; ils l'ont condamnée
pour les primipares, et avant que les sept premiers mois
de la grossesse fussent bien révolus. Ils ont peu parlé de
l'utilité et de la valeur de l'opération appliquée dans les
cas de grandes déviations, dans le but de prévenir les
dangers que court la mère, ainsi que les graves lacérations ou contusions du vagin et de l'utérus, accidens que
l'on doit toujours redouter après la perforation, lorsqu'on

4.

emploie beaucoup de force pour extraire la tête de l'enfant.

« Si le pelvis est tellement réduit dans ses dimensions,
« observe le docteur Denman, qu'il ne puisse donner
« passage à la tête d'un enfant assez développé pour
« qu'on soit en droit d'espérer qu'il vivra, l'opération ne
« peut réussir. C'est seulement dans les cas où le rétré-
« cissement est porté jusqu'à un certain point, et pas au-
« delà, que cette opération doit être proposée, et peut
« avoir un bon succès (1). »

Comme le premier point est de préserver la vie de l'enfant, le docteur Merriman pense que l'opération ne doit
jamais être exécutée que lorsque la gestation est parvenue à sept mois révolus.

Au commencement de 1769, il fut proposé par le docteur Cooper de provoquer l'avortement dans les cas d'extrême déviation du pelvis. « Avant que je termine, » fait-
il observer dans son histoire d'un cas malheureux d'o-
pération césarienne ; « permettez-moi de poser la question
« suivante, savoir : Dans tel cas où il est bien positive-
« ment reconnu qu'un enfant à terme ne peut pas être
« délivré vivant de la manière ordinaire, ne serait-il pas
« conforme à la raison et à la conscience, pour la conser-
« vation de la mère, de tenter par des moyens artificiels de
« produire un avortement aussitôt que cela est possible. »

(OBSERVASION 7.) [127]. — Le jeudi, 9 janvier 1838,
M. Robertson de Jermyn Street me fit appeler pour voir
une femme dont le pelvis et les extrémités étaient très-
déviées par le rachitisme, et qui était dans le septième
mois de sa grossesse. Après l'examen du pelvis, nous pen-

---

(1) Denman, *Uidwifery*, t. 2, p. 217.

sâmes que le petit diamètre était considérablement ré-
tréci, qu'un enfant à terme ne pourrait passer sans que
son volume fût réduit par la crâniotomie, et que l'opération pourrait être suivie de difficultés et de dangers. En
conséquence, nous résolûmes de provoquer le travail prématuré, quoique ce fût une première grossesse, et malgré
la règle établie par les meilleurs écrivains, que le travail
prématuré ne doit jamais être adopté jusqu'à ce que l'expérience ait décidément prouvé que la mère était incapa-
ble d'amener à terme un enfant vivant. Le col de l'utérus
était situé très-haut et dirigé en arrière, mais je n'eus pas
de peine à introduire la sonde à stylet et à perforer les
membranes. La liqueur amniotique commença à s'échapper immédiatement après, et continua à couler pendant
trois jours; ce fut alors que les douleurs du travail commencèrent. Pendant quarante-huit heures elles furent faibles et irrégulières. M. Robertson examina les parties,
trouva le col de l'utérus considérablement dilaté, et il
constata la présence d'un pied. Il fit l'extraction du tronc
et des extrémités sans difficulté, mais il ne put réussir
à faire sortir la tête. Je passai la pointe du perforateur
derrière la tête sans difficulté, et, ayant fait une large ouverture à travers les tégumens et le crâne, le cerveau
commença à s'échapper. La pointe du crochet fut ensuite
introduite dans l'ouverture et fixée sur la base du crâne.
En tirant en bas et en arrière avec le crochet, et en même
temps sur le corps de l'enfant, la tête passa bientôt à travers le pelvis, complètement applatie sur les côtés. La
malade se rétablit sans accidens graves. C'était la première fois que je provoquais un travail prématuré dans
une première grossesse.

(OBSERVATION 8.) [128]. Le 17 mai 1839, lorsque la

même dame fut arrivée à la fin du septième mois de la seconde grossesse, je fis la ponction des membranes. La liqueur amniotique commença immédiatement à s'échapper et continua à couler tout ce jour et le jour suivant.
Dans la soirée, des douleurs violentes se manifestèrent.
Les fesses se présentèrent, et M. Robertson fit facilement
l'extraction de l'enfant sans perforer la tête. Le 19, les
symptômes ordinaires de rupture de l'utérus se manifestèrent, et la malade mourut le 22. Le 24, j'examinai le
corps avec M. Robertson, et nous trouvâmes une large
déchirure dans la partie supérieure de l'utérus. Ce bassin
est maintenant à l'hôpital Saint-Georges, et voici quelles
sont ses dimensions : La distance de la base du sacrum à
la symphise du pubis est de deux pouces et une ligne ; le
diamètre transverse est de cinq pouces et trois quarts ;
une ligne tirée entre les tubérosités de l'ischion donne
quatre pouces et demi, et une autre ligne, mesurée de
l'extrémité du coccyx à la partie inférieure de la symphise
du pubis, trois pouces et demi. Si le travail prématuré
eût été provoqué à la fin du sixième mois au lieu du septième, il est très-probable que la fâcheuse terminaison de
ce cas eût été prévenue.

  (OBSERVATION 9.) [129]. — Le 29 janvier 1842,
M. Kell, de Bridge-Street-Wesminster, me fit appeler
pour voir avec lui et le docteur Hingeston une femme âgée
de vingt-huit ans qui était dans le septième mois de sa
première grossesse, et dont le pelvis était très-déformé
par le rachitisme. Quelques jours avant, le docteur Hingeston avait passé une sonde dans l'utérus et détaché les
membranes de la partie la plus basse, mais le travail
n'avait pas commencé. Je trouvai le col de l'utérus élevé
et placé derrière la symphise du pubis. Je n'éprouvai pas

de difficulté à perforer les membranes de la manière ordinaire; le liquide amniotique commença ensuite à s'échapper et continua à couler jusqu'au 26 au soir que de fortes
douleurs commencèrent. Le 27, à six heures du matin, le
col de l'utérus était considérablement dilaté et on sentait que les fesses se présentaient. Comme il était évident
qu'elles ne pourraient traverser, j'amenai en bas les extrémités inférieures avec le crochet mousse et je fis l'extraction du tronc sans difficulté, mais je fus obligé aussi
de me servir du crochet pour faire descendre les bras. Je
tâchai ensuite de passer le perforateur à la partie postérieure de la tête pour l'ouvrir, mais je ne pus réussir à
pousser la pointe de l'instrument au-delà de la première
vertèbre cervicale. Craignant de détacher la tête du tronc,
j'abandonnai l'idée de perforer la partie postérieure de
la tête, et j'essayai de la tirer à travers le bord du pelvis
avec le crochet, en en fixant la pointe sur les os de la
face et du front. Après plusieurs tentatives qui durèrent
près de deux heures, la tête fut enfin extraite lorsqu'elle
fut complètement déchirée et mise en pièces. Je crois que
dans ce cas il aurait été impossible de perforer le crâne
en traversant le palais ainsi que cela a été quelquefois exé
cuté lorsque de semblables difficultés se présentaient pour
perforer la partie postérieure de la tête. Le placenta fut
bientôt expulsé, et la malade s'est parfaitement et rapidement rétablie. Il est impossible de douter que le résul
tat de ce cas eût été tout-à-fait différent si on avait laissé
la malade arriver jusqu'au terme de la gestation.

(OBSERVATION 10.) [130].   Le 5 décembre 1829,
M. Baker, chirurgien de l'infirmerie paroissiale de Ste-Ja-
mes, me fit appeler pour voir mistriss Ryan, âgée de vingt
et un ans, qui était en travail depuis trente-six heures de

son premier enfant. La tête se présentait mais n'était
point encore engagée. L'orifice de l'utérus était à peu près
à moitié dilaté et son orifice mince et ramolli. Nous éva-
luâmes le petit diamètre à moins de trois pouces, et la
distance entre les tubérosités de l'ischion à deux pouces
et demi. Les extrémités supérieures et inférieures de cette
malade étaient courbées par le rachitisme. Quatre heures
s'écoulèrent après la perforation de la tête avant qu'il fût
possible de l'extraire avec le crochet, et ce ne fut que
lorsque tous les os du crâne furent déchirés et mis en
pièces que nous en vînmes à bout. Une violente inflammation utérine se manifesta et faillit devenir fatale.

(OBSERVATION 11.) [131]. — Le 30 décembre 1830,
quand cette même dame fut parvenue au huitième mois
de sa seconde grossesse, je provoquai le travail prématuré
par la ponction des membranes. Nous laissâmes marcher
le travail jusqu'à ce qu'il fût évident que la tête ne pourrait franchir : alors nous eûmes recours à la perforation
et à l'extraction au moyen d'un crochet. La différence
entre cette opération et la première fut très-frappante.

(OBSERVATION 12. [132]. — Le 26 avril 1832, lorsque
mistriss R... fut arrivée à sept mois et demi de sa troisième grossesse, je provoquai le travail. Les pieds se présentèrent et la délivrance fut accomplie sans perforation.
L'enfant était mort.

(OBSERVATION 13.) [133]. — Le 12 juillet 1833, je
rovoquai le travail chez cette même malade au septième
mois. Les extrémités inférieures se présentèrent encore
et l'enfant fut mort-né.

(OBSERVATION 14.) [134]. — Mistriss R... devint encore enceinte, et je provoquai le travail le 13 février 1834,
exactement sept mois après la dernière apparition des

menstrues. La présentation fut naturelle et l'enfant vint au monde vivant après un long travail : il vécut seize jours et mourut ensuite de convulsions.

(Observation 15.) [135]. — Mistriss R... devint enceinte une sixième fois et elle alla à l'hôpital d'accouchement le British à sept mois et demi de grossesse. Je perforai les membranes le 27 décembre 1834. Les pieds se présentèrent, il fallut beaucoup de force pour extraire la tête. Le rétablissement fut moins rapide qu'après les premiers accouchemens.

(Observation 16.) [136]. — Le 3 août 1836, je provoquai encore le travail chez cette malade à sept mois et demi. Les douleurs commencèrent vingt-quatre heures après la perforation des membranes, et les extrémités inférieures de l'enfant se présentèrent ; l'enfant fut extrait mort avec la tête meurtrie et applatie sur les côtés. M. Gaskoin et M. Stutter étaient présens.

(Observation 17.) [137]. — Le 30 août 1837, mistriss R... étant à la fin du septième mois de sa grossesse, je perforai les membranes avec grande facilité, et le travail commença le soir même. Les pieds se présentèrent, et le tronc et la tête de l'enfant furent très-contusionnés. Ceci se passa en présence de M. W. Migmore qui était chargé de la malade dans cette occasion.

(Observation 18.) [138]. — Mistriss R... devint encore enceinte vers la fin de décembre 1837. — Le 17 janvier, le flux catamenial n'ayant pas paru, elle commença à prendre du seigle ergoté dans l'intention de produire l'expulsion de l'œuf. Elle en prit douze grains en infusion quatre fois le jour. Ceci n'ayant pas produit d'effet au bout de six jours, la dose fut élevée jusqu'à quinze grains qua-

tre fois dans la journée. Au bout de six autres jours, la
dose fut portée à un scrupule quatre fois par jour. Six
jours après, la dose fut encore portée jusqu'à vingt-cinq
grains sans aucun résultat. La dose fut alors élevée à un
demi-gros quatre fois par jour. Mistriss R... abandonna
l'ergot pendant une semaine. Lorsqu'elle y revint, elle en
prit un gros quatre fois le jour pendant quatre jours, et
n'ayant eu encore aucun succès, elle le cessa complètement. Mistriss R... prit donc sept onces d'ergot qu'on se
procura à *Butler's Covent-Garden*. Le travail n'ayant pas
commencé, je perforai les membranes le 25 juillet 1838.
Les douleurs parurent bientôt après, et le travail se ter-
mina en trente-sept heures. L'enfant était mort, et sa
tête ainsi que la face étaient très-gonflées et d'une couleur noirâtre. Les docteurs Zetwal et E.-H. Mills, de l'hôpital Saint-Georges étaient présens (1).

(OBSERVATION 19.) [142]. — En 1829, environ quinze
mois après son premier accouchement (qui n'avait pu être
terminé que par la mutilation du fœtus), mistriss Rodwel
était à sept mois et demi de sa seconde grossesse : je provoquai le travail en détachant les membranes de la partie
la plus basse de l'utérus avec une bougie. Les douleurs se
manifestèrent soixante heures après cette opération. La
tête de l'enfant se présenta, mais elle ne put s'engager à
travers le bord du pelvis, quoique le travail fût en train
depuis quarante-huit heures. La tête fut aisément extraite
avec le crochet après la perforation, et la mère se rétablit
promptement.

(OBSERVATION 20.) [143]. — En 1830, le travail pré-

---

(1) Nous supprimons ici trois observations sans importance.

maturé fut provoqué une seconde fois chez cette même personne à sept mois et demi de sa troisième grossesse. Une extrémité supérieure se présenta, et la version fut exécutée avec grande difficulté. Lorsque la version de l'enfant fut achevée, la tête ne put être amenée à travers le bord du pelvis que par la perforation de la partie postérieure, et en exerçant de fortes tractions avec le crochet.

(OBSERVATION 21.) [144]. — Je provoquai le travail prématuré une troisième fois en 1831 chez madame Rodwel lorsqu'elle fut à sept mois et demi de sa quatrième grossesse. C'était une présentation des fesses ; le tronc et les extrémités de l'enfant furent extraits, mais la tête ne put être amenée sans l'opération de la crâniotomie. Elle fut exécutée par le perforateur et le crochet.

(OBSERVATION 22.) [145]. — Le 5 octobre 1832, madame Rodwel étant à sept mois et demi de sa cinquième grossesse, j'introduisis un cathéter élastique dans l'utérus et détachai les membranes. Les douleurs n'ayant pas paru trois jours après, je détachai les membranes dans une plus grande étendue. Il en résulta une hémorrhagie abondante de l'utérus qui dura pendant quelques heures, mais les douleurs du travail ne se manifestèrent pas. Le jour suivant, la malade paraissait très-épuisée, quoiqu'elle n'eût encore ressenti les douleurs. Alors, je perforai les membranes ; le liquide amniotique s'échappa, et les douleurs vinrent bientôt après. Dans la soirée, elles devinrent très-fortes, le col de l'utérus se dilata beaucoup, et les fesses se présentèrent. On laissa continuer le travail pendant quelques heures, jusqu'à ce qu'il devînt certain que les fesses ne pourraient passer sans assistance. Alors elles furent extraites, ainsi que le tronc et les extrémités supérieures. La tête ne put sortir : je tirai fortement sur

le cou, mais il fallut employer le perforateur et le crochet pour effectuer la délivrance. La malade succomba
cinq jours après à une phlébite utérine.

(Observation 23.) [146]. — Le 17 janvier 1830, je fus
appelé par M. Dobson pour accoucher mistriss Jarvis,
âgée de trente ans, demeurant Gough-Street Clerken-
wel, n° 6. Elle était en travail depuis quarante-huit heures. Le col de l'utérus n'était guère qu'à moitié dilaté,
la tête tout entière de l'enfant était au-dessus du bord du
pelvis qui était très-déformé. Les douleurs avaient presque cessé et il y avait grand épuisement. Le perforateur
fut introduit sur la tête dirigé sur l'index et le médius,
afin de mettre à l'abri le col de l'utérus pendant que la
perforation s'effectuait. Le crochet fut ensuite introduit
dans la tête à travers l'ouverture, le cerveau fut détruit,
et une grande quantité s'échappa. Il me fut impossible
de saisir aucune partie de la tête avec le crâniotome-forceps, à cause de l'état de distortion du pelvis et du peu
de dilation du col de l'utérus. Il s'écoula plus de trois heures avant que je pusse réussir à tirer la tête avec le crochet dans la cavité du pelvis, et je n'eus de succès que
lorsque la pointe de l'instrument fut passée et fixée à l'ex-
térieur de la tête, derrière la joue. Les os de la partie supérieure de la tête furent tous déchirés et mis en pièces,
et les doigts de ma main gauche furent blessés avant la
fin de l'opération. Le placenta sortit au bout d'une demi-
heure, et la malade se rétablit aussi bien que si le travail
eût été naturel. Madame Jarvis était native de Manches-
ter; elle avait passé plusieurs années de sa jeunesse dans
une manufacture de coton de cette ville. Elle se maria à
vingt ans et donna le jour à trois enfans vivans qui vinrent à terme et sans assistance. Durant sa quatrième gros-

sesse, elle souffrit beaucoup de douleurs autour du sacrum et l'illium, et il lui fut impossible de marcher.

(OBSERVATION 26.) [147]. — Le 11 juillet 1832, je fus appelé par M. John Prout pour voir madame Jarvis qui, encore devenue enceinte, avait atteint le terme de sa grossesse. Les douleurs commencèrent à deux heures du matin, le 11 juillet, après que le liquide amniotique fut sorti. Dans la soirée, M. Prout vit cette dame pour M. Golding : il lui fut impossible, vu l'état de déviation du pelvis, d'atteindre le col de l'utérus avec le doigt, et il pensa que la délivrance ne pourrait avoir lieu que par l'opération césarienne. A onze heures du soir, je vis la malade avec M. Prout, mais nous ne pûmes parvenir jusqu'au col de l'utérus, et par conséquent le genre de présentation ne put être reconnu. Les douleurs étant faibles et irrégulières, et n'ayant pas de raison pour agir immédiatement, nous résolûmes de laisser les choses marcher pendant toute la nuit, espérant que l'orifice de l'utérus et la partie de l'enfant qui se présentait pourraient plus tard s'offrir à nous dans de plus favorables conditions. Le 12 juillet, à huit heures du matin, nous revîmes la malade ; les douleurs avaient été fortes pendant toute la nuit, mais on ne pouvait encore ni sentir l'orifice de l'utérus, ni reconnaître la présentation. Dans le cours de la journée, le docteur Golding vint avec nous voir cette dame, et nous pûmes reconnaître alors que l'orifice de l'utérus était considérablement dilaté, et que la tête de l'enfant se présentait. La tête fut immédiatement perforée et le cerveau broyé. Quatorze heures après, quand les os du crâne eurent été un peu engagés au détroit supérieur, le docteur Golding passa un crochet entre l'utérus et la tête, et, en fixant la pointe dans un des orbites, il réussit à l'entraîner.

Cette malade se rétablit aussi facilement qu'en 1830, elle
ne ressentit aucune douleur autour du pelvis, et fut bientôt en état de sortir. Il n'y avait pas de dévia tiondes extrémités inférieures, ni d'aucune autre partie du corps.

(OBSERVATION 25.) [148]. — Dans le mois de juin 1833,
lorsque cette même dame fut près de la fin du cinquième
mois de sa grossesse, j'essayai de provoquer l'avortement
en perforant les membranes avec une sonde-stylet d'argent. La première tentative échoua à cause de la résistance des membranes, mais la seconde, faite une semaine
après, réussit promptement : le liquide amniotique s'é-
coula, et au bout de huit jours l'embryon fut expulsé sans
assistance artificielle.

(OBSERVATION 26.) [149.] — Le 12 février 1835, je provoquai le travail prématuré chez cette même malade au
commencement du septième mois de sa grossesse. Trente-
deux onces de liquide amniotique coulèrent à travers la
sonde d'argent avec laquelle je fis la ponction des membranes. L'expulsion du fœtus eut lieu sans assistance artificielle, mais la tête fut tellement comprimée, qu'elle fut
tout-à-fait aplatie sur les côtés. M. William de Calthorpe-
Street, et M. Rumsey de Beaconsfield étaient présens.

Je puis faire remarquer ici que, dans aucun cas, même
de grande déviation, il ne peut être nécessaire de provoquer le travail prématuré avant la fin du cinquième mois
de la grossesse, époque à laquelle le fœtus est si petit et
si mou qu'il peut être aisément extrait. La longueur du col
de l'utérus avant ce moment doit rendre l'opération dangereuse et difficile.

(OBSERVATION 27.) [150]. — Le 19 janvier 1836, lorsque cette même malade fut à la fin du sixième mois de sa

grossesse, je tâchai de provoquer le travail par la ponction des membranes. Le col de l'utérus était cependant si élevé, que je ne pus l'atteindre avec le doigt ni introduire la sonde assez avant pour perforer les membranes. Le 12 février 1836, je renouvelle mes tentatives sans obtenir un meilleur résultat ; mais cet insuccès fut dû en grande partie à une vive inflammation de l'index, suite d'une blessure que je m'étais faite en disséquant, et qui privait mon doigt de la faculté de sentir et de se mouvoir. Je résolus donc de tenter l'ergot de seigle, et j'en ordonnai cinq grains toutes les quatre heures pendant quelques jours.

Le 18, madame Jarvis me dit qu'elle avait éprouvé des douleurs dans le dos et au bas des cuisses environ dix minutes après chaque prise de poudre d'ergot, mais que ces douleurs n'avaient produit aucun autre effet. L'ergot fut alors pris toutes les trois heures jusqu'au 23, époque à laquelle se manifestèrent des douleurs semblables à celles du travail, mais qui cessèrent graduellement. L'ergot produisant du malaise et des vomissemens, je le suspendis. Le 28, j'essaie encore d'administrer l'ergot, mais, comme il ne produisit qu'un violent malaise, la malade refusa de le continuer plus long-temps. Le 14 mars, une autre tentative eut lieu pour perforer les membranes avec l'instrument inventé par M. Holmes pour la provocation du travail prématuré, mais ce fut encore sans succès, parce que l'instrument n'était pas suffisamment courbé. Le jeudi, 24 mars, j'introduisis très-haut dans l'utérus une sonde en argent garnie d'un mandrin pointu et très-courbé, que j'avais fait fabriquer exprès. Avec cet instrument, les membranes furent aisément perforées. Le liquide amniotique commença immédiatement à s'écouler, et les douleurs commencèrent le jour suivant. Le vendredi 25, les douleurs continuèrent; les samedi, dimanche et lundi, elles furent faibles et irrégulières, et le mardi elles reprirent leur force et leur régularité. Le mercredi 30, à six heures du matin, le col de l'utérus était épais, résistant, situé au-dessus du bord du pelvis et très-dilaté. La présentation ne pouvait être reconnue; les douleurs continuaient fortes et régulières. M. Simpson, de Graysinn-Lane, tire huit onces de sang du bras et donne quarante gouttes de laudanum. A ce moment, je craignis qu'il ne fût nécessaire d'avoir recours à l'opération césarienne pour éviter la mort qui pouvait arriver si la femme n'était délivrée. A quatre heures du soir, les douleurs continuaient, le col de l'utérus était beaucoup plus dilaté, et je reconnus une présentation des fesses. Je résolus immédiatement de tenter la délivrance en introduisant un crochet à travers l'anus du fœtus, pour le fixer sur les os du bassin. Ce moyen réussit : le pelvis et les extrémités inférieures furent extraits sans beaucoup de difficulté, et un fort ruban de fil fut passé autour du corps de l'enfant. Les viscères abdominaux et thorachiques furent alors extraits avec le crochet, et les extrémités supérieures amenées en bas. L'index et le doigt du milieu de la main gauche furent alors glissés le long du dos de l'enfant et portés jusqu'à la rencontre de l'occiput. Le perforateur fut passé ensuite en haut de l'occiput, et une large ouverture y fut faite. Le crochet fut introduit avec une certaine force à travers l'ouverture, fixé sur la base du crâne, et de fortes tractions furent faites pendant quelque temps. Je réussis enfin à extraire la tête dont les os étaient applatis. Après cette longue et difficile opération, la malade tomba dans un état d'épuisement très-grand, et mourut le jour suivant avec des vomissemens et autres symptômes de rupture de l'utérus. A l'examen du corps, nous trouvâmes la partie antérieure du col de l'organe déchirée. Le bassin fut enlevé, et il est maintenant au Muséum de l'hôpital Saint-Georges. Son entrée, sa cavité et sa sortie sont très-déviés : la dernière vertèbre lombaire occupe la position ordinaire de la base du sacrum, qui est abaissé en bas dans la cavité; les os du pubis ont été tellement pressés qu'ils se touchent presque, et donnent au bord du pelvis la forme d'un cœur. Sur le côté gauche, une ligne menée du milieu de la dernière vertèbre lombaire à l'ilium, derrière l'acetabulum, mesure un pouce et demi. Sur le côté droit, une ligne correspondante mesure seulement un pouce et un quart. Du milieu de la dernière vertèbre lombaire aux pubis, la distance est d'un pouce trois quarts. Les tubérosités de l'eschion offrent seulement une distance de trois ou quatre lignes, et l'arcade du pubis n'existe pas. C'est le seul cas de déviation par ostéomolaxie que j'aie rencontré dans ma pratique, et le ramollissement fut entièrement borné aux os du bassin. En réfléchissant sur ce cas, je regrette extrêmement d'avoir mis la plus légère confiance en l'action de l'ergot de seigle, et de n'avoir pas pratiqué la perforation des membranes plus tôt, ce qui eut prévenu toutes les tristes conséquences qui ont eu lieu (1).

Dans les cas suivans, de grossesse avec maladie maligne et tumeurs fibreuses de l'utérus, kistes des ovaires, affections nerveuses et organiques du cœur, hydropisie de l'amnios, hémorrhagies intestinales et vomissemens

---

(1) Il a été supprimé ici trois observations de faible importance.

obstinés, la provocation du travail prématuré fut, ou eut
pu être employée avec avantage.

(OBSERVATION 28.) [154].—Le 1er mai 1840, M. Cross,
de Leicester-Square, me fit appeler pour voir madame
Ayesbury, âgée de quarante-et-un ans, qui était depuis
vingt-quatre heures en travail. Le col de l'utérus était
dur, irrégulier, ulcéré, et si peu dilaté, que la présentation ne pouvait être reconnue. Des symptômes d'affection
maligne de l'utérus s'étaient manifestés deux ans auparavant, et, lorsque la conception eut lieu, les douleurs ainsi
que l'écoulement prirent plus d'intensité. Les douleurs du
travail continuèrent fortes et régulières tout l'après-midi
et la nuit du 1er mai. Le 2, à sept heures du matin,
elles furent violentes, incessantes, et accompagnées d'insomnie et de douleurs épigastriques. Le col de l'utérus persista dans le même état que nous avons dit, et la
partie qui se présentait ne put être reconnue. Vingt-cinq
onces de sang furent tirées du bras, et un gros de laudanum fut administré. A onze heures du soir, les douleurs
continuaient d'être très-violentes; il y avait des frissons,
le pouls était rapide, les idées incohérentes. Une autre tentative fut faite pour atteindre la partie qui se présentait, quoique le col de l'utérus ne fut pas plus dilaté.
Ayant réussi à sentir la tête, le perforateur fut introduit le long du doigt, le crâne fut ouvert et le cerveau
détruit. L'indication d'inciser le col malade de l'utérus
avait été débattue avant que la tête pût être ouverte,
mais cette idée fut abandonnée sur le conseil d'un chirurgien de mérite. A six heures du matin, le 3 mai, les douleurs ayant continué fortes et régulières durant la nuit,
et le col de l'utérus étant suffisamment ouvert pour permettre l'introduction du crochet, la tête fut extraite. Le

placenta sortit bientôt après l'enfant, mais la malade continua graduellement à s'affaisser, et mourut le 4 mai. Le corps fut examiné par M. Cross, qui trouva le col de l'utérus lacéré dans toute son étendue, offrant une teinte sombre, irrégulière, et l'aspect d'une masse désorganisée. Le danger de laisser mourir la femme sans délivrance, et les désordres nécessairement produits sur l'utérus par l'extraction de l'enfant, auraient été évités ou rendus moins graves dans ce cas, par la provocation du travail prématuré.

(OBSERVATION 29.) [155]. — Il y a quelques années, une femme atteinte d'affection maligne de l'utérus et parvenue à trois ou quatre mois de gestation, fut admise à l'hôpital Saint-Georges : elle alla plus tard à Margat, mais, quoique le travail se fut manifesté à sept mois, le col de l'utérus ne se dilata pas assez pour permettre le passage du fœtus, qui fut extrait au moyen du lévier. Les symptômes de rupture de l'utérus ne tardèrent pas à se manifester. M. Price examina le cadavre et m'envoya l'utérus. Tout l'orifice et le col étaient détruits par ulcération cancéreuse, et la partie antérieure du corps était lacérée.

(OBSERVATION 30.) [156]. — En avril 1840, je fus appelé par le docteur James Johnson pour voir une malade qui était atteinte d'une affection fongueuse du col de l'utérus. Les menstrues avaient cessé depuis quelques mois, et cette femme éprouvait tous les matins des malaises et autres symptômes qui lui faisaient croire qu'elle était enceinte. En mai, l'abdomen prit du volume, les pulsations du cœur du fœtus et des artères utérines s'entendaient distinctement, et les mouvemens du fœtus se sentaient avec la main. Les aréoles des seins étaient larges et d'une couleur sombre, et les seins avaient pris du développe-

ment. Je fus d'avis d'avoir recours à la provocation du
travail prématuré, mais la malade ne voulut pas consen-
tir à l'opération. La délivrance, cependant, eut lieu naturellement le 14 juillet, et un enfant mort, de sept
mois, fut expulsé sans assistance artificielle. Les douleurs,
écoulemens et autres symptômes du cœur disparurent
presque entièrement pendant quelques mois après la grossesse, mais elles revinrent, et M. Rawbone King's Road
m'informa que la malade était morte le 1er janvier
1841.

En racontant ce cas au docteur Merriman, le 7 mai, il
me dit qu'il en avait rencontré trois de même nature.
Dans l'un d'eux, les douleurs du travail furent des plus
douloureuses, et continuèrent pendant long-temps sans
produire aucun effet sur le col de l'utérus, mais enfin le
col se dilata soudainement, et la tête franchit. L'enfant
était vivant, et la mère mourut six semaines après.

Comme il venait de terminer un accouchement, le docteur Merriman apprit par son oncle, le docteur S. Merriman, que la malade avait un squirre du col de l'utérus.
Celui-ci pensait que la femme n'aurait jamais d'autres enfans, et mourrait de cette maladie. Cette opinion, di-
sait-il, était le résultat de son expérience dans d'autres
cas. Cependant la malade conçut encore, mais elle mourut bientôt après la délivrance. L'enfant naquit vivant,
et, ni dans ce cas, ni dans le précédent, il n'y eut d'opération.

L'histoire du troisième cas de travail compliqué de
cancer de l'utérus, du docteur Merriman, est contenue
dans la lettre suivante :

« Mon cher docteur L..., le cas suivant vous intéres-
sera, et je ne me souviens pas en avoir vu de semblable.

« Le 12 août 1824, mon excellent ami, M. Clifton, de Leicester-Place, désira que je visse madame Georges, dont le mari tient un établissement de voitures et de chevaux de louage dans Compton-Street Soho. Cette femme me dit qu'elle avait été long-temps malade, et qu'elle avait consulté le docteur Bree, qui pensait que sa maladie était un ulcère de la matrice, et la traita en conséquence. Elle ajouta qu'étant convaincue d'être enceinte, et ne voulant pas se soumettre à un traitement qu'elle pensait devoir n'être pas convenable dans son état, elle avait cessé de le consulter.

« En interrogeant les symptômes, il me parut que la diagnostic du docteur Bree était bien fondée. Il y avait des douleurs très-vives dans le dos, constipation, émaciation, et surtout un écoulement très-fétide par le vagin. Ces symptômes avaient paru deux ans auparavant à la suite d'un accouchement, et avaient toujours continué depuis cette époque. Il y avait bien quelques raisons de croire que ces symptômes dataient d'avant le terme de la grossesse, l'évidence, cependant, n'était pas tout-à-fait incontestable.

« Etant déjà bien renseigné, je demandai à la malade quelles étaient les raisons qui lui faisaient présumer qu'elle était enceinte; elle me répondit qu'elle sentait distinctement les mouvemens de l'enfant. Comme le toucher vaginal n'avait pas été tenté, j'obtins l'autorisation de le pratiquer, et ce ne fut pas sans surprise que je trouvai le museau de tanche et une partie du col entièrement détruits par une sorte d'ulcération bourgeonnante. Le corps de l'utérus était du volume qu'on lui reconnaît en général entre le cinquième et sixième mois, il contenait un fœtus vivant : il s'agissait donc d'un cas de grossesse

avec un utérus, privé, par la maladie, d'une grande partie
de sa substance. Le col était-il devenu malade avant le
commencement de la grossesse ? Cela n'est pas facile à
dire ; mais, au moment de mon examen, auquel je mis
tout le soin et toute l'attention dont je suis capable, le
museau de tanche, ainsi qu'une grande partie du col,
étaient littéralement dévorés par l'ulcération.

« En m'entretenant avec M. Clifton, qui m'accompa-
gnait, sur le traitement qui devait être adopté, je déclarai
que mon opinion était que le fœtus ne pourrait rester long-
temps, parce que le développement de l'utérus commen-
çait déjà à agir sur le col, qui, à cause de son état, ne
devrait pas résister et livrerait bientôt passage au fœtus.
Suivant mes prévisions, le 31 août, le fœtus et le placenta
sortirent presque sans douleurs. L'enfant, parvenu à six
mois de gestation environ, naquit vivant et ne vécut que
quelques heures. La pauvre femme, qui dès ce moment
commença à concevoir des espérances de rétablissement,
ne fut pas du tout soulagée par sa délivrance; elle ne vécut que jusqu'au mois de février, et toujours au milieu
des plus grandes souffrances, qui cependant se calmaient
quelquefois sous l'influence des narcotiques.

« Croyez-moi, cher Monsieur, votre bien dévoué

« Samuel MERRIMAN. »

Dans le premier cas du docteur F. Ramsbotham, le
travail fut prématuré et l'enfant fut aisément expulsé. La
femme mourut deux semaines après. La seconde femme
mourut sans délivrance.

Le docteur Henry Davies m'a raconté un cas de travail à terme avec cancer, dans lequel l'utérus fut rompu , et la mort suivit de près la délivrance.

En 1770, le docteur Denman vit un cas de tumeur fongueuse maligne du col de l'utérus chez une femme parvenue à la fin du neuvième mois. L'opération de l'embriotomie fut exécutée, mais la malade mourut avant l'extraction de l'enfant. Il dit que de plus petites tumeurs du même caractère se rencontrent assez souvent dans la pratique; que, dans ces cas, le travail dure quelquefois fort long-temps avant de produire la plus petite dilatation, et puis tout-à-coup la rigidité cède, et le col se dilate en peu d'instans, ou bien il est déchiré. Il ajoute que dans quelques cas les excroissances sont d'une structure si délicate, qu'elles sont écrasées et complètement détruites par le passage de la tête de l'enfant.

Si donc, dans les cas de cancer du col, l'avortement n'avait pas lieu à une époque avancée de la grossesse, il faudrait perforer les membranes, et si la maladie était moins étendue, choisir pour cela sept mois et demi.

(OBSERVATION 34.) [157] — Une femme de trente ans, parvenue au cinquième mois de sa première grossesse, commença à souffrir d'indisposition, de fièvre, de douleurs continuelles et de distension de l'abdomen. A l'examen, il fut aisé de voir que l'utérus était pressé contre le côté gauche par une tumeur dure, sensible, lobulée, ayant son siége au côté droit. Cette tumeur continua à prendre du développement et à devenir de plus en plus douloureuse, quoique des sangsues eussent été appliquées en grand nombre, et que le calomel, l'antimoine, l'opium et les cathartiques eussent été administrés à l'intérieur. La distention douloureuse de l'abdomen devint bientôt si

grande qu'il fut jugé nécessaire d'apporter du soulagement
en provoquant le travail prématuré, lequel fut facilement
exécuté.

Pendant quelques momens, après la délivrance, les
symptômes parurent moins graves, mais la fièvre, le malaise et les distentions douloureuses reparurent et devinrent fatales. On trouva une tumeur fibreuse, à l'état
d'inflammation et de suppuration attachée par une large
racine au côté droit du corps de l'utérus. Le péritoine qui
la couvrait adhérait aux parois de l'abdomen, à l'épi-
ploon, aux intestins et au foie. De nombreuses petites tumeurs fibreuses, dont les vaisseaux purent être injectés,
furent trouvées dans d'autres parties des parois de l'utérus. Je fus appelé dans cette occasion par M. Walker, de
Marylebone-Street. C'était dans l'été de 1840.

(OBSERVATION 35.) [158]. — Le 6 décembre 1840, le
docteur Brown me fit appeler pour voir un cas de grossesse compliquée d'une tumeur de l'ovaire. Cette tumeur
avait paru cinq ans avant la conception, et son accroisse-
ment avait été lent. La malade était parvenue au sixième
mois de sa gestation; l'abdomen était énormément distendu, et la percussion faisait découvrir de la fluctuation.
La respiration était tellement difficile qu'il était impossible à la femme de rester un instant dans une position horizontale. Nous jugeâmes nécessaire de provoquer
le travail prématuré; mais le col de l'utérus était si haut
et dirigé tellement en arrière, que nous éprouvâmes
beaucoup de difficulté à introduire le stylet cathéter dans
l'organe pour perforer les membranes. La lèvre antérieure du col ne put être atteinte qu'avec l'extrémité du
doigt.

Un instrument armé d'une petite pointe aiguë et pourvu

d'une courbure plus petite que celle que j'emploie n'aurait pu être introduite dans ce cas pour évacuer le liquide amniotique. Le 7, les douleurs du travail commencèrent : une saignée et les opiacés furent employés pour hâter la dilatation du col. Les fesses se présentèrent, et un enfant mort fut expulsé.

La délivrance apporta un grand soulagement, quoique l'abdomen fût toujours distendu, et la fluctuation continua pendant quelques semaines.

Le 10 août 1841, la tumeur de l'ovaire est considérablement diminuée de grosseur depuis les applications répétées de sangsues et l'usage de la liqueur de potasse. La santé générale est à peu près dans le même état qu'avant la grossesse.

(OBSERVATION 36.) [159.]—Douze ans plus tard, les docteurs Merriman, John Prout et moi, nous examinâmes le corps d'une femme âgée de trente ans qui était morte d'une maladie maligne de l'ovaire droit quelques jours après la délivrance. Dès le quatrième mois, cette femme avait commencé à éprouver un malaise constant dans la région hypogastrique, et une grande irritabilité de l'estomac. Elle devint pâle, et sa santé fut gravement altérée. Bientôt après, l'abdomen prit un développement rapide, à tel point qu'avant la fin du septième mois il avait atteint le volume qu'il a ordinairement au terme de la gestation. A l'ouverture du cadavre, nous trouvâmes un énorme kyste adhérant à l'ovaire droit et contenant un fluide gélatineux de couleur noirâtre. Ce kyste en renfermait un grand nombre d'autres de différentes grosseurs, et foncés en couleur, qui, lorsqu'ils furent divisés, offrirent le vrai caractère encéphaloïde ou hæmatoïde fongueux.

OBSERVATION 37. [160.] — Le 6 décembre 1827, je

vis une jeune femme parvenue près du terme de sa grossesse, qui avait souffert pendant plusieurs années d'une
maladie organique du cœur. La face était livide, les extrémités froides, le pouls rapide et faible, et la dyspnée
très-grande. Depuis trois mois, elle avait beaucoup souffert de palpitations de cœur, de fréquentes attaques de
dyspnée et de menaçantes suffocations. Les symptômes
furent soulagés par une saignée, par des pédiluves chauds
et une boisson antispasmodique.

Le 7 au matin, la malade se trouva beaucoup mieux,
mais à huit heures du soir elle se sentit soudainement dé-
faillir et expira. La péricarde adhérait de toute part au
cœur, et la plèvre à toute l'étendue des côtes des deux
côtés. Les vésicules pulmonaires étaient gorgées de sang
muqueux et une portion des poumons sur les deux côtés
était hépatisée. L'utérus et son contenu étaient sains.

Observation 38. [161.] — Douze ans plus tard, une
malade de l'hôpital de Middlessex, qui avait une maladie
organique du cœur et parvenue au septième mois de sa
grossesse, se trouva mal et mourut soudainement. Je fus
appelé près d'elle une demi-heure après, quand déjà les
battemens du cœur avaient entièrement cessé. Plusieurs
mois avant elle avait souffert de violens accès de dyspnée
et de palpitation de cœur.

Observation 39. [162.] — Le 11 décembre 1838,
MM. Jorden, Potter et moi nous examinâmes le corps
d'une femme qui était morte subitement le jour précédent d'une maladie organique au cœur. Elle était dans le
neuvième mois de sa grossesse, et l'on ne s'attendait pas
à ce fatal résultat.

(Observation 40.) [163]. — Environ deux années

après, une femme, arrivée au sixième mois de sa grossesse, fut admise à l'hôpital Saint-Georges, dans le service du docteur Chambers : elle avait un crachement de sang, de la dypsnée, et des signes de maladie des valvules du cœur. Les symptômes devinrent graduellement de plus en plus graves ; l'expulsion du fœtus eut lieu, et elle mourut bientôt après. La valvule tricuspide était malade, et les poumons apoplectiques.

(OBSERVATION 41.) [164]. — Le 14 septembre 1832, vers le milieu de la nuit, M. Narvey de Great-Queen-Street, me fit appeler pour voir, conjointement avec lui, une femme en travail qui était atteinte de la plus effrayante dypsnée. On la soutenait près d'une croisée ouverte, et elle respirait avec peine. La face était livide, les extrémités froides et œdémateuses. Le col de l'utérus était entièrement dilaté, et une partie de la tête était engagée dans le bord du pelvis. Les douleurs avaient cessé. M. Narvey m'informa que la malade avait une affection des valvules du cœur, et que des symptômes d'hydropisie s'étaient manifestés bientôt après qu'elle fut devenue enceinte. Quand le travail reparut, et que la malade essaya de se coucher, la difficulté de la respiration augmenta, et, au moment où la première partie du travail s'achevait, la dypsnée devint si grande que la malade paraissait en danger de mourir asphyxiée. Il était évident qu'elle n'aurait pas long-temps survécu sans être délivrée, et qu'elle n'avait pas la force d'expulser l'enfant. Si la tête eût été plus bas dans le pelvis, il aurait alors été possible de terminer l'accouchement avec le forceps pendant qu'on soutenait la femme près d'une fenêtre ouverte. J'ouvris la tête, et j'en fis l'extraction avec le crâniotome-forceps. L'alarmante suffocation diminua peu à

peu, et une année après la malade vivait et était dans
son état de santé ordinaire. Dans ce cas, le travail prématuré aurait pu être provoqué avec avantage.

(OBSERVATION 42.) [165]. — Une jeune mariée, arrivée
au cinquième mois de sa première grossesse, ayant toujours été d'une très-bonne santé, commença à souffrir de
violens battemens irrégul ers du cœur, de l'aorte et des
carotides. Plusieurs praticiens de mérite furent consul-
tés ; ils crurent, d'après la violence des symptômes, qu'il
y avait un anévrisme de la crosse de l'aorte. A mesure
que la grossesse avançait, la malade souffrait davantage,
et un accoucheur d'expérience tenta sans succès la provocation du travail prématuré.

Les saignées, la digitale et autres remèdes n'ayant ap-
porté aucun soulagement, tous les médecins qui virent la
malade considéraient la provocation du travail comme le
seul moyen de salut. La dame souffrit tellement durant
les trois derniers mois de sa grossesse, que l'on craignit
que quelque événement funeste n'arrivât pendant la délivrance. Un œdème considérable de la face, des jambes
et des bras se déclara quelques semaines avant le terme
de la grossesse, avec soulagement momentané de l'affection interne. Le travail se déclara en juillet 1833, et fut
parfaitement naturel. Les palpitations de cœur diminuè-
rent graduellement, et la femme se rétablit complètement.

(OBSERVATION 43.) [166]. — Le 3 septembre 1827,
madame Bassi, âgée de trente ans, parvenue à sept mois
et demi de sa grossesse, souffrait constamment depuis six
semaines de très-fortes douleurs de l'abdomen, qui avait
très-rapidement augmenté durant la dernière quinzaine,
et était, au moment où je le vis, très-distendu. Les extré-

mités inférieures étaient œdémateuses, la respiration gê-
née, la soif vive; il y avait de la fièvre. Les mouvemens
du fœtus étaient faibles. La saignée, les cathartiques et
les diurétiques furent employés sans soulagement. La dyspnée et le volume du ventre continuèrent d'accroître
jusqu'au 10, époque à laquelle parurent les contractions
utérines : le liquide amniotique s'échappa en si grande
quantité que la sage-femme dit que tous les vases creux
de la maison en avaient été remplis. Un fœtus qui ne
montra aucun signe de vie fut ensuite expulsé. L'abdomen de cette femme contenait une livre de sérum, que le
docteur Prout examina, et qu'il trouva albimineux et
ressemblant à celui d'une hydropisie. Les glandes mésen-
tériques étaient augmentées de volume, le foie était de
grosseur naturelle, mais d'une teinte sombre et plombée
et de la consistance du sang coagulé; la rate était plus
large et plus molle que de coutume; le péritoine était
fortement vasculaire, et offrait plusieurs points ec-
chymosés : le péricarde et les cavités du thorax renfer-
maient une grande quantité de fluide séreux ; le poumon
droit était sain ainsi que le lobe supérieur du gauche,
mais le lobe inférieur avait subi un singulier changement:
il était converti en une masse de vésicules comme hy-
datides contenant du fluide, et la plèvre était très-vas-
culaire. Le placenta et les membranes ne furent pas examinés.

(OBSERVATION 44.) [167]. — Mistress Lewis, âgée de
vingt ans, fut délivrée, le 27 juin 1828, à huit mois, d'un
enfant mort. Il y eut une très-grande quantité de liquide
amniotique. L'abdomen contenait *lb. ss.* d'un sérum jau-
nâtre. Le péritoine était vasculaire. Le foie était de volume ordinaire, mais d'une densité extraordinaire. La

malade nous raconta que son premier enfant était aussi
venu au monde avant terme en état de putréfaction, et
qu'elle attribuait ces deux accidens à une infection syphi-
litique que lui aurait communiqué son mari.

(Observation 45.) [169.] — Le 30 août 1828,
Madame Bryant, âgée de trente-quatre ans, demeurant
n° 3, New-Church-Court, Strand, offre, quoique arrivée
seulement au septième mois de sa grossesse, un développement de l'abdomen plus considérable qu'il ne l'est
ordinairement au terme de la gestation. Les extrémités
inférieures sont œdémateuses, et la malade éprouve de
vives et constantes douleurs de l'hypogastre, de la dyspnée et de la toux : le facies est pâle et présente une
expression d'anxiété. Le pouls est vif, la soif ardente
et la sécrétion urinaire très-rare. Tous ces symptômes
ont paru depuis trois mois, mais l'extraordinaire accrois-
sement de l'abdomen ne s'est manifesté qu'au commencement du septième mois de la gestation, époque à laquelle il a augmenté avec une incroyable rapidité. Les
mouvemens de l'enfant ont toujours été très-faibles, et
on sent une fluctuation obscure dans l'abdomen. A l'examen par le vagin, on s'apercevait que le col de l'utérus
était comme dans le neuvième mois de la grossesse, et la
présence d'une grande quantité de fluide dans l'utérus
pouvait être aisément perçue. Le ballottement du fœtus
était très-distinct. Des saignées, des diurétiques, etc., furent employés sans soulagement. La gêne de la respiration
augmenta beaucoup ; l'abdomen devint plus tendu et l'u-
rine fut sécrétée encore en plus petite quantité durant les
deux semaines suivantes. Enfin, le 21 octobre, la suffocation étant imminente, je rompis les membranes, quoiqu'il
n'y eut aucun signe de l'approche du travail, et il s'écoula

dix pintes de liquide amniotique. Le jour suivant, les contractions utérines se déclarèrent, et il naquit un enfant
vivant qui a pu être élevé. Le placenta et les membranes
fœtales, quoique minutieusement examinés, ne présentaient aucune trace de maladie. La mère continua à éprouver de dyspnée; l'anasarque des extrémités inférieures
persista pendant quelques semaines, mais enfin le rétablissement eut lieu. Une fluctuation obscure de l'abdomen
était perceptible quelque temps après la délivrance.

(OBSERVATION 46.) [170.]—Une dame âgée de trente ans
fut délivrée d'un enfant chétif à sept mois et demi. Le liquide amniotique qui s'échappa fut évalué à six pintes, et
le volume extraordinaire de l'abdomen disparut après
cette évacuation. Le sac péritonéal de l'enfant contenait
quatre onces de serum, et le tissu cellulaire de tout le
corps était infiltré. La plèvre pulmonaire, ainsi que la
surface du foie et de la rate étaient couvertes de petits
tubercules. Le placenta était trois fois plus volumineux
qu'il ne l'est ordinairement, et une grande partie de son
tissu était convertie en une matière jaune et molle ressemblant à de la graisse.

(OBSERVATION 47.) [171.] — Le 2 septembre 1839, à
neuf heures du soir, M. Young, de Piccadily, me fit appeler pour voir une malade parvenue au septième mois
de sa grossesse, qui avait une hydropisie de l'amnios.
L'abdomen était si énormément distendu, que la malade
n'aurait pu prendre un instant la position horizontale.
On pouvait percevoir la fluctuation aussi distinctement
que dans le cas d'ascite. Le col de l'utérus était fermé,
et on sentait les mouvemens de l'enfant dans le liquide
amniotique. L'abdomen avait commencé à croître tout
d'un coup trois semaines auparavant, et une grande dys-

pnée se manifesta bientôt après. En considérant la lividité
de la face, l'état alarmant de suffocation et la froideur des
extrémités, il n'était pas douteux que cette femme pouvait
expirer dans quelques instans si elle n'était soulagée prompte-
tement. J'introduisis la sonde-stylet dans l'utérus sans
difficulté, et je ponctionnai les membranes à trois endroits.
Le liquide amniotique commença bientôt à s'écouler en
abondance : avant le jour, dix pintes d'eau s'étaient écou-
lées, et deux fœtus non à terme avaient été expulsés sans
difficultés. La malade se rétablit parfaitement.

(OBSERVATION 48.) [172.] — A trois heures du soir, le
2 janvier 1840, M. Hutchinson, de Gueldford-Street, me
fit appeler pour voir une dame parvenue à quatre ou cinq
mois de sa grossesse, et affectée d'hydropisie. L'abdomen
était distendu, la face, le tronc et les extrémités étaient
œdématiés. L'oppression était si grande, qu'on était obligé
de soutenir la malade assise sur le bord de son lit avec les
pieds sur une chaise. Il était évident que si on ne portait
quelque soulagement à cet état, la femme ne pourrait vivre
plus de quelques heures. Ces symptômes s'étaient manifestés dans le second mois de la grossesse et avaient pris un
caractère très-grave depuis environ une semaine. Les diurétiques, les vésicatoires, les drastiques, les cathartiques
avaient été employés par les docteurs Roots et Hutchinson sans le plus léger soulagement. A la perforation des
membranes, une immense quantité de fluide s'écoula de
l'utérus, et continua au point d'inonder le parquet de l'ap-
partement. Quoique l'abdomen fût un peu diminué de volume, la difficulté de la respiration, la lividité des lèvres
et la rapidité du pouls persistèrent. Six heures après la
sortie du liquide, le col de l'utérus était dilaté de la largeur
d'une couronne, mais les douleurs du travail ne s'étaient

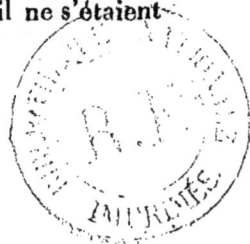

www.ingramcontent.com/pod-product-compliance
Lightning Source LLC
Chambersburg PA
CBHW050614210326
41521CB00008B/1253